I want to improve my skills

ナースのためのスキルアップノート

看護の現場ですぐに役立つ
医療安全のキホン

インシデントから患者さんを守る方法を学ぶ！

大坪 陽子、荒神 裕之、雑賀 智也 著

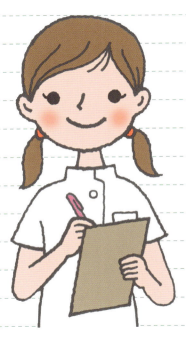

秀和システム

はじめに

　本書は、新人看護師を対象として「医療安全のキホン」について、医療現場での実践を踏まえながら学んでいただけるようまとめました。

　さて、「医療安全のキホン」ってなんでしょうか。エラーやミスをしないことでしょうか。高い緊張感をもって決まりを守ることでしょうか。

　安全な看護や医療が皆の願いでありながら、医療現場では、避けられないエラーが発生し、同じようなミスが繰り返されている現実があります。生命や人生が託される看護や医療の中で、期せずしてこれらの問題が生じてしまうと、患者や家族はもちろんのこと、医療者の側にも多大な負担と損害が発生してしまいます。とりわけ新人看護師は、エラーやミスに関与しがちな立場にあり、日々生じるインシデントの中で後悔や苦悩を抱えることで、看護師としての道を自ら閉ざしてしまうことにつながることも少なくありません。

　このように身近な問題でありながら、これまで系統的に学ぶ機会が限られていたインシデントへの対応、向き合い方をまとめたものが、本書の考える「医療安全のキホン」です。

　本書では、新人看護師がインシデントに遭遇してから、再発防止に向けた行動計画を立てるまでの流れに従って、インシデントを「学び」につなげる方法論を紹介しています。

　ミスをしたとき、ミスしかけたとき、生命を預かる身として、後悔してもしきれない思いや、絶対に繰り返さない、という決意が湧いてくるでしょう。そんな自らの思いを再発防止策につなげるための方法論について、事例を盛り込みながら、段階を追って解説しています。医療現場での自らの経験も当てはめながら、本書を日々のステップアップのためにご活用ください。

　また、新しい医療安全の取り組みを取り入れるなど、新人看護師だけでなく、新人看護師の指導に当たる中堅、ベテランの看護師の皆様にもお役立ていただけるよう工夫しております。本書を新人看護師に指導する際の参考書としてご活用いただければ幸いです。

2018年3月

著者一同

看護の現場ですぐに役立つ
医療安全のキホン

contents

はじめに………………………………………… 2

本書の特長……………………………………… 7

本書の使い方…………………………………… 8

この本の登場人物……………………………… 9

chapter 1 インシデントとは

インシデントって？ ……………………………………… 12

どんなインシデントがあるの？ ………………………… 13

インシデントってどうして起こるの？ ………………… 15

インシデントを起こしてしまったら？ ………………… 17

column No blame（非難しない）、No shame（恥ずかしがらない）、

No name（名指ししない） ……………………… 18

インシデントの発生予防と早期発見 …………………… 19

chapter 2 インシデント発生時の報告・連絡・相談

インシデント発生に気づいたとき ……………………… 22

インシデント発生時の対応の流れ ……………………… 24

一次対応にはどんなことがありますか？ ……………… 25

インシデントの発生状況を知る ………………………… 27

インシデント報告の準備 ………………………………… 29

インシデントの報告は誰にする？ ……………………… 30

口頭での報告や連絡の具体的方法 ……………………… 31

遠慮なく相談してみよう ………………………………………………………… 32

chapter 3 インシデント発生後の患者対応

患者さんに伝えるタイミング ………………………………………………… 34

患者さんに伝えるのは誰がいいですか？ ………………………………… 35

患者さんへの伝え方 …………………………………………………………… 36

患者さんのご家族への対応 …………………………………………………… 38

電話での伝え方 ………………………………………………………………… 39

怒っている当事者への対応 …………………………………………………… 40

謝罪のあり方 …………………………………………………………………… 43

自分の気持ちも伝えよう（共感が大切） ………………………………… 45

chapter 4 インシデント報告書のまとめかた

インシデント報告書って？ …………………………………………………… 48

インシデント報告書って何のために書くの？ …………………………… 49

インシデント報告書ってどうやって書くの？ …………………………… 50

インシデント報告書（自由記載）の具体例 ……………………………… 52

column　看護記録上の注意 ………………………………………………… 54

chapter 5 インシデントの振り返り方

インシデント報告書と振り返り、どう違うの？ ………………………… 56

インシデントの振り返りの「6ステップ」 ………………………………… 57

ステップ1　要因を考えてみる ……………………………………………… 59

ステップ2　連関図を書く ……………………………………………………… 62

ステップ3　当事者要因、環境要因、患者要因に分ける ……………………… 64

ステップ4　対策のアイデアを出す ………………………………………… 65

ステップ5　「やれそうか」「効果があるか」を見極める …………………… 66

column　よりよいケアのためにルールを破ろう
　　　　　（Braking the rule for better care）………………………… 67

ステップ6　具体的な計画を立てる ………………………………………… 68

要因・対策のアイデアが出ないときは？ …………………………………… 70

chapter 6　事例から学ぼう（1）転倒・転落に関するインシデント

転倒がおきたらまずどうする？ ……………………………………………… 76

転倒を防止する方法には何がある？ ………………………………………… 80

インシデント報告書を書きましょう ………………………………………… 82

column　転倒予防体操 ………………………………………………………… 83

ステップ1　要因を考えてみる ……………………………………………… 84

ステップ2　連関図を書く ……………………………………………………… 85

ステップ3　当事者要因、環境要因、患者要因に分ける ……………………… 87

ステップ4　対策のアイデアを考える ……………………………………… 88

ステップ5　「やれそうか」「効果があるか」を見極める …………………… 89

ステップ6　具体的な計画を立てる ………………………………………… 90

振り返りレポートを書こう …………………………………………………… 91

転倒・転落に関するインシデントの例 ……………………………………… 93

chapter 7 事例から学ぼう (2) 移乗・移送に関するインシデント

移乗・移送に関するインシデント ……………………………………………… 98

移乗・移送に関するインシデントの例 ………………………………………… 104

安全な移乗・移送の方法を知ろう ……………………………………………… 106

chapter 8 事例から学ぼう (3) 薬剤に関するインシデント

薬剤に関するインシデント ……………………………………………………… 112

薬剤に関するインシデントの例 ………………………………………………… 118

投与手順の意味を考えてみよう ………………………………………………… 124

ダブルチェック …………………………………………………………………… 126

指さし呼称 ………………………………………………………………………… 129

名前が似ている薬 ………………………………………………………………… 130

点滴のインシデント早期発見のための観察 …………………………………… 131

appendix a 資料

新人看護師が起こしやすいその他のインシデント ………………………… 134

参考文献 …………………………………………………………………………… 137

索引 ………………………………………………………………………………… 138

インシデントの振り返りワークシート ………………………………………… 141

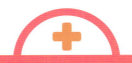

本書の特長

　インシデントの再発防止は、安全な看護を実施するためのキホンです。本書では現場の看護師さんに向けて、インシデントの対応から再発防止に向けた行動計画の立案までの流れを解説しました。詳細な事例の対応・分析方法だけでなく、巻末にコピー用のワークシートも用意しました。

役立つポイント1　実践ですぐ役立つ

　現場の実践で遭遇する様々な場面を想定しているので、インシデントの内容や発生状況に応じて対応することができます。

役立つポイント2　図やイラストから具体的なイメージが掴める

　図やイラストを多用して具体的にイメージできるようにしました。

役立つポイント3　必要な対応がわかる

　なぜそのような対応を行っているのか、理由から理解することができるので、患者さんやご家族への説明も的確に実施できます。

役立つポイント4　段階を追って振り返りの方法がわかる

　振り返りの「6ステップ」で、段階を追って分析方法を理解することで、インシデント報告書の作成までの振り返りの段階を着実に実施することができます。

役立つポイント5　安全なケアの方法がわかる

事例に基づく解説を通じて、インシデントを未然に防ぎ、安全な看護を実施するためのポイントを理解することで、安全なケアの実施につながります。

役立つポイント6　先輩看護師からのアドバイス

先輩看護師など、ワンポイントアドバイスを随所に入れていますので、あわせて読むことでより理解が深まります。

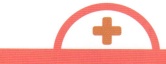

本書の使い方

　本書はChapter1からChapter8までと、資料編で構成されています。インシデント発生の際の対応方法から振り返りまで、インシデントに関連する項目を網羅しています。
　基礎から学びたい人は最初から、必要に迫られている人は知りたい項目から、というように、どこから読んでも必要な情報が得られます。
　それぞれの項目でポイントを絞って解説してあります。また、より詳しく知りたくなったら、参考文献にもチャレンジしてみてください。

この本の登場人物

本書の内容をより理解していただくために
医師、ベテランナース、先輩ナースからのアドバイスや、ポイントを説明しています。
また、新人ナースや患者のみなさんも登場します。

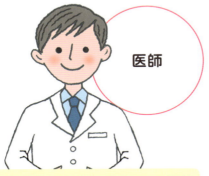

病院の勤務歴8年。的確な判断と処置には評判があります。

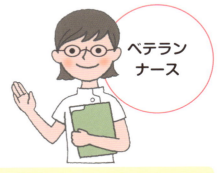

看護師歴10年の看護師長もみじさん。やさしさの中にも厳しい指導を信念としています。

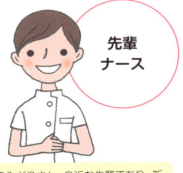

看護師歴5年のみどりさん。身近な先輩であり、新人ナースの指導役でもあります。

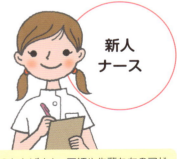

看護師歴1年のわかばさん。医師や先輩たちのアドバイスを受けて早く一人前のナースになることを目指しています。

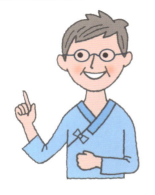
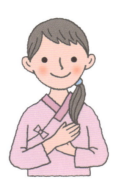

患者さんからの気持ちなどを語っていただきます。

MEMO

chapter 1

インシデントとは

インシデントとは何でしょうか。
本章では、インシデントが起こった際に、
どのように対処するか、そして
どのように予防するかを概観します。

インシデントって？

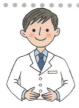

「**インシデント**」とは何でしょうか？ もちろん聞いたことはあると思いますが、正しく説明するのは難しいかもしれません。本書におけるインシデントとは、患者に対して不必要な害が生じた（あるいは生じ得た）出来事や状況のことを指します。

インシデントって何だろう？

医療安全分野における「インシデント」という言葉の定義は統一されていません。医療に関連しておきた患者への不利益やミスのうち、患者に重大な影響を及ぼしたものをアクシデント、患者への影響が軽微な（またはなかった）ものをインシデントと呼び分けている病院があります。

また、インシデントもアクシデントも含めて「インシデント」と呼んでいる病院、インシデントを「ヒヤリ・ハット」と呼んでいる病院もあります。

どの定義にも「重大な事故を予防する（再発を予防する）ために個人・組織が対応していく必要がある出来事」を指している、という点で共通しています。自分の所属する施設の規定を見て、所属施設の用語の定義に従ってください。

新人にとってのインシデント

新人のうちは、気をつけているつもりでも思わぬミスを起こしたり、巻き込まれたりすることがあります。先輩や患者さんのためによかれと思ってやったことがかえって裏目に出たり、頭でわかっているつもりだったのに、体が思うように反応できなかったり、患者さんがいつのまにか転倒していたり…。誰でもそうした「うまくいかないこと」を経て一人前になっていきます。最初からうまくいく人はいないのです。

インシデントはそうした「うまくいかなかったこと」のうち、患者さんに害を及ぼしてしまったことや、「あとで振り返ると重大な事故につながる可能性があった」と思われるものを指しているのです。

新人の間は、「うまくいかなかったこと」は多くあるでしょう。その中で、「あとで振り返ると重大な事故につながる可能性があったこと」については、自分で勉強するだけでなく、病棟全体、あるいは病院全体で、再発予防策を検討することが必要です。

他の人もあなたと同じ状況になったら、同じミスをするかもしれません。そのミスが重大な事故につながることがあるのです。

「あとで振り返ると重大な事故につながる可能性があったこと」を組織全体で減らしていくことが、重大な事故の予防につながります。

どんなインシデントがあるの？

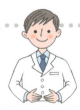

2016年度、日本全国でどんな種類のインシデントが報告されていたかを見てみましょう。インシデントの傾向を見れば、どんなインシデントに気をつけるべきかが見えてきます。

➕ 日本全国で1年間に報告されたインシデントの件数＊

　日本医療機能評価機構は、間違った医療の提供が未然に防がれた事例や、間違った医療を提供してしまったけれども結果的に影響がなかった（少なかった）事例を「ヒヤリ・ハット事例」として収集しています。

　平成28年度、全国608の医療機関から日本医療機能評価機構に報告されたインシデントの内訳を見ていきましょう。

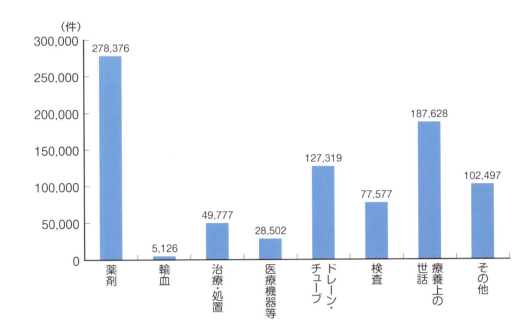

　薬剤や療養上の世話に関するインシデントが多く報告されていますね。

＊…の件数　日本医療機能評価機構　平成28年度年報のうち、ヒヤリ・ハット事例収集・分析・提供事業のデータによる。

インシデント報告の職種別内訳[*1]

平成28年度、全国608の医療機関から日本医療機能評価機構に報告されたインシデントのうち、81.6％が看護師による報告です。これは、看護師が特に不注意であるという意味ではありません。インシデント報告のような組織的な安全に対する取り組みが、日本で広まったのはこの10年のことです。むしろ、看護師はどの職種よりも先んじてインシデント報告を積極的に取り組んでいる職種なのです。

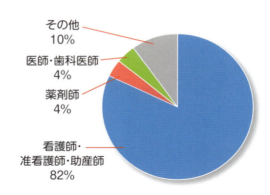

新人看護師が関与するインシデント[*2]

日本医療機能評価機構に報告されたインシデント報告のうち、新人看護師が関与したもの（2010年1月1日～2014年9月30日の報告：549件）について、事例の内容の割合を示したグラフです。

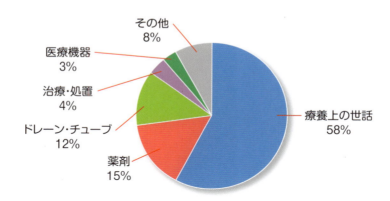

療養上の世話	：転倒・転落、安静度が守れなかった、など
薬剤	：無投薬、過剰/過少投与、投与経路間違い、患者間違い、など
ドレーン・チューブ	：気管カニューレや点滴の事故（自己）抜去、閉塞など
治療・処置	：手術の際の手続き不備など
医療機器	：モニターの装着間違いなど

[*1]…の職種別内訳　平成28年度、全国608の医療機関から日本医療機能評価機構に報告されたインシデントのうち、当事者の職種が明らかだった事例38238件。

[*2]…するインシデント　日本医療機能評価機構　医療事故情報収集等事業　第39回報告書（平成26年7月～9月）のデータによる。

インシデントってどうして起こるの？

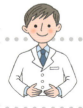

インシデントは単一の要因だけでなく、様々な要因が関わって起きるということを知っておきましょう。

✚ 報告書で見る発生要因*

下のグラフは、「インシデントが発生した理由」について報告者が考えた内容の例です。「確認を怠った」という理由が、一番多く挙げられています。「怠った」という言葉からは、「間違えてもいいと思ってわざと手を抜いた」というようなニュアンスを感じ取る人もいるかもしれません。しかし、ここでいう「怠った」とは、そういう意味ではなく、どちらかといえば「あのとき確認していればよかった」という意味だと思ってください。

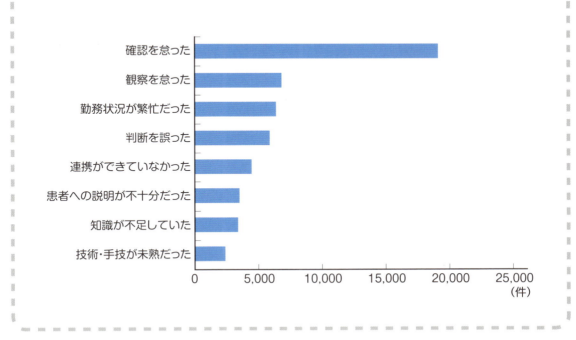

*…発生要因　日本医療機能評価機構　平成28年度年報のうち、ヒヤリ・ハット事例収集・分析・提供事業のデータによる。

実際にはたくさんの要因が重なってインシデントが起こる

　インシデントは当事者の能力と環境のミスマッチによって起こります。当事者の能力が低くても、それに見合った環境があればインシデントは起こらないし、環境が悪くても当事者の能力が高ければインシデントは起こりません。

当事者の要因
個人の特性（知識、経験、慎重さ等）
人間の特性（筋力、関節可動域、
　　　　　　注意力、視力等）

環境の要因
ハード面（物理的環境、医療機器等）
ソフト面（手順、人間関係等）

　新人のうちは、環境を変えることよりも、まずは自分の臨床力を向上させることが先決です。しかし、環境要因を考慮しないと、「今後気をつける」以外の解決策が出てきにくくなります。

　インシデントが起こったときには、当事者（ミスを起こした人）の要因（不注意や経験不足）だけでなく、環境の要因もなかったかを考えてみましょう。そうすることで、自分の置かれた環境について理解を深め、環境に合った具体的な予防行動をとれるようになります。

転倒や服薬に関するインシデントでは、患者さんの要因も重要ですね。

先輩ナース

インシデントを起こしてしまったら？

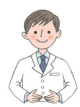

万一、インシデントを起こしてしまったら、どうしたらよいのでしょうか？
以下の四段階で対応します。
(1) 先輩を呼ぶ！
(2) リーダーさんや師長さんに状況を伝える
(3) インシデント報告書を作成する
(4) 振り返りをする
まずは (1) (2) を実行し、落ち着いてから (3) (4) に取り組みましょう。

✚ 先輩を呼ぶ！　まずは患者さんの安全確保に努めましょう！（➡ p.26 参照）

「お薬を間違えてしまった」「患者さんが転んでしまった」など、あなたの周りでインシデントが起きたなら、できるだけその場を離れずに、すぐに**ナースコールで先輩を呼びましょう**。焦って一人で対応を続けると、その間にどんどん状況が悪化してしまうことがあります。

また、先輩を呼びに行って、患者さんから離れてしまうと患者さんが急変したり、もう一度転んでしまったりといった状況になったとき、誰も助けてあげられません。先輩が来るまで、できるだけその場を離れないようにしましょう。

✚ 先輩や師長さんに状況を伝えましょう（➡ p.25 参照）

処置や観察と並行して、リーダーさんや師長さんに状況を伝えましょう。
医師や患者さんに、いつどう伝えるか、ということもリーダーさんや師長さんが相談に乗ってくれることが多いでしょう。

悪い知らせほど、早く報告しましょう。

先輩ナース

インシデント報告書を作成しましょう（➡p.47参照）

インシデント報告書とは、同僚や病院の管理者に対して、実践の中で危険が起こりやすいポイントを伝えるための手段です。

インシデント報告書の作成に備えて、起こった事実を記憶が新しいうちに記録に残しておくことが大切です。

口頭で報告したことは短期間で忘れられてしまいますが、文書として残すことによって、組織全体の財産になるのです。

振り返りをしましょう（➡p.55参照）

インシデント報告書では事実を淡々と報告するのに対し、振り返りでは、事例が発生した要因について丁寧に分析して対策を立てることを目標にします。

振り返りはあなた自身のキャリアだけでなく、あなたが後輩を指導するときにも必ず役に立ちます。振り返りのノートは大切に保管しましょう。

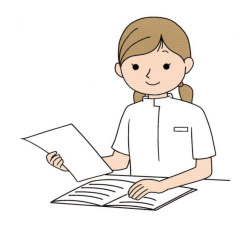

> **No blame（非難しない）、No shame（恥ずかしがらない）、No name（名指ししない）**

医療安全を向上させていくためには、経験から学ぶことが欠かせません。インシデントが発生してしまったあとには、振り返りの場を持つことになるでしょう。そのときに重要なのが、この3原則「No blame（非難しない）、No shame（恥ずかしがらない）、No name（名指ししない）」です。

インシデントが発生すると、悪気はなくてもインシデントに関わった個人に目が向きがちです。医療安全の大原則である「人と問題を切り分ける観点」に立ち返り、非難したり、名指ししたりして問題を振り返るのではなく、また、インシデントに関わった当事者も恥ずかしいと感じたりせず、問題そのものに向き合い、真に再発防止を図っていくことが必要です。振り返りの場を持つときには、ついつい忘れがちになるこの3原則を、最初に確認しておくことが有用です。

インシデントの発生予防と早期発見

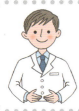
インシデントの対応方法には、大きく分けて発生予防と早期発見があります。発生させないことが大切なのは言うまでもありません。しかし、絶対に間違えない人はいないので、間違いが起こったときに早期発見できるような工夫も合わせて考えておくことが大切です。

インシデントの発生予防のポイント

(1) 危険予知トレーニング (KYT)

工事現場などでは、1日の作業を始める前に、「今日の作業で特に危険なポイントは？」「今日の作業で事故を防ぐためには何を特に注意すべきだろう？」といった内容を考え、チームで話し合うトレーニングを行っています。これを**危険予知トレーニング (KYT**：Kiken Yochi Training) といいます。

KYTは看護の分野でも活用できます。みなさんも、情報収集が終わった段階で一呼吸おいて、「危険な薬」「特に注意が必要な患者さん」について、どんな工夫ができるかを考えてから作業を始めてみるといいかもしれません。

(2) 他の人のインシデントから学ぶ

インシデントレポートの第一義の目的は、「危険を知っていれば防げたはずの事故」の発生を防ぐことにあります。他の人のインシデントから学ぶことで、自分の行動をより安全なものにしていきましょう。

他の人のインシデントを読む際には、「同じ状況なら誰しも同じことを経験しうる」という視点から読むことが大切です。とはいえ、人間であればだれでも、他人のミスを見たときに「こんなことはふつう起こらない」「あの人が不注意だから」と解釈してしまう性質があります。そういう気持ちが起きたときには、一度時間を置いて、「もし自分にも同じことが起きるとしたら、どんな行動をとる必要があるか」と考え直してみてください。

(3) 「?」の感覚を大切に

なんか変だな、心配だ、と思うことは、できるだけ早く先輩に状況を伝えて確認しましょう。「きっとこうだろうな」と間違って解釈することでインシデントにつながることがあります。

インシデントの早期発見のポイント

(1) 訪室ごとに丁寧な観察を

　一度患者さんの部屋を訪れたら、点滴・ドレーン・呼吸状態・排せつ・ベッド回りなどをひととおり丁寧に確認してから出ることをこころがけましょう。確認する項目と順番を決めて、暗記しておくと便利です。

(2) 患者さんや家族と積極的に情報共有

　勤務を引き継いだら、できるだけ早めに患者さんや家族に、その日のスケジュールを説明しておきましょう。場合によっては、自分が1年目であることを正直に伝えた上で、「先輩とも相談しながらミスがないように努めますが、万一忘れるようなことがあれば教えていただけますか」とお願いしてもいいでしょう。

　薬や治療、安静度などについては、こちらから「○○してください」と指導する前に、「○○について田中さんはどんな説明を受けていますか？」などと、患者さん自身の理解している内容を確認することで、患者さんとの緊密なコミュニケーションが取りやすくなります。

(3) インシデントの振り返り

　自分のインシデントだけでなく、他の人のインシデントから学ぶことはとても大切です。特に、「なぜ異常に気づいたか」という部分に着目すると、早期発見のコツがわかってきます。本書では、インシデントの振り返り方を一緒に学んでいきましょう。

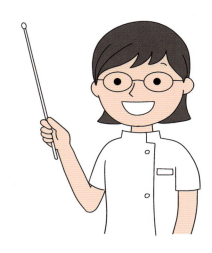

人は必ず間違えるということを心に留めて、失敗から真摯に学びましょう。

先輩ナース

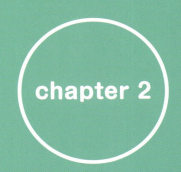

chapter 2

インシデント発生時の
報告・連絡・相談

インシデントの多くは自分にとって
予期していなかったできごとです。
発生時の心構えと、発生時に必要となる
報告・連絡・相談（ホウレンソウ）について学びましょう。

インシデント発生に気づいたとき

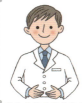
インシデントは自分にとって予期していなかったできごとです。先輩ナースや師長からの連絡で驚くこともあるでしょう。インシデント発生を指摘されたり、気づいたりした場合、自分が置かれる状態を知っておくことは、発生したインシデントへの対応のためにも重要です。

✚ インシデントは予期しないできごと

インシデントは突然起こります。突然のインシデントに対して、どうしたらいいでしょうか。下記は新人ナースのわかばさんのケースです。ケースを読みながら一緒に考えてみましょう。

> **ケース**
>
> 新人ナースのわかばさんが、日勤を終えて家に帰ってくつろいでいると、携帯電話に病院から電話がかかってきました。なんだろうと不思議に思いながら「もしもし？」と電話に出ると、いつも優しいみどり先輩から「今日担当だった田中さんのお薬のことなんだけど、追加になっていた朝のお薬、ご本人に渡した？」と聞かれてハッと気づきました。そういえば、追加されていた処方のお薬を渡し忘れたかも知れない。わかばさんの頭の中は真っ白になってしまいました。

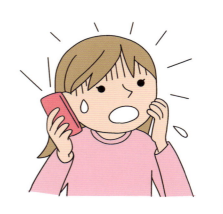

インシデントを電話で知らされたわかばさんは、頭の中が真っ白になってしまったようです。

先輩ナース

インシデント発生時の心理状態

インシデント発生時には、「大丈夫だと思った」「深く考えていなかった」「知らなかった」などと考えていたことが報告されています。インシデント発生を知ることで、わかばさんのように頭の中が真っ白になってしまったり、思考が停止してしまったりして、次の行動が起こしにくくなる状態に陥ります。

（参考「新人看護師のインシデント発生時の心理状態」）

インシデント発生後の心理状態

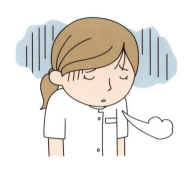

インシデント発生後には、「自分が悪い」という自分を責めるような気持ちや、「知識不足」という失敗への反省が生じて、負の感情にとらわれがちになります。負の感情のもとでは、仕事への自信を喪失したり、どうすればいいのかわからなくなったりして、仕事を続けていく上で危機的な状態に陥りやすくなります。

（参考「新人看護師のインシデント発生時の心理状態」）

自分の心理状態への対応

インシデント発生時には、被害の拡大を防ぎ、続けてインシデントが発生してしまわないように、何が起きたかを把握し、適切なサポートを得るために「報告・連絡・相談（ホウ・レン・ソウ）」を自分からしていくことが重要です。しかし、頭の中が真っ白になったり、自分を責める気持ちでいっぱいになってしまうと、フリーズ状態で身動きがつかなくなってしまいます。だからこそ、インシデントが発生する前から、**このような心理状態に陥る危険性を理解しておくことが大切です。**そして、インシデント発生時の対応の流れを理解しておくことが助けになります。

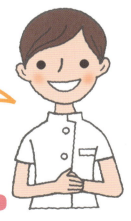

> 慌てたり落ち込むことを避けるのは困難ですよね。完全に防げないとしても、そういう状態に陥ることを事前に知っておけば、程度が軽く済んだり、回復する方法を試したりできますよ。

先輩ナース

インシデント発生時の対応の流れ

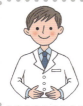

「どうしよう?!」となってフリーズしてしまわないように、インシデント発生時の対応には、一連の流れがあります。病院や施設ごとに細かい流れは異なりますが、発生直後などの対応は共通している部分が多いので、この項を参考に勤め先の病院・施設の対応の流れを確認してみてください。

損害レベルに着目した対応*

インシデント発生時に生じる損害に着目して、次のようなレベル別の対応があります。

●一次損害の拡大防止（一次対応）
インシデントが発生した患者さんに生じる損害を最小限化する。
例）救命や治療など

●二次損害の発生・拡大防止（二次対応）
患者・家族らと医療者の双方で、インシデントに起因する精神的、経済的損害を極力、小さくする。
例）当事者ケアなど

●原状回復
インシデントにより生じた損害を原状までに回復する。
例）金銭賠償など

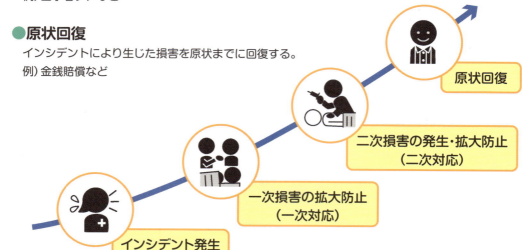

＊…した対応　参考：山内桂子『医療安全とコミュニケーション』86－112頁

一次対応には
どんなことがありますか？

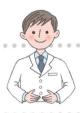

インシデント発生時の一連の対応の中で、まず必要となる一次対応について、ここで確認していきます。

一次対応の流れ

一次対応では、「インシデント発見」➡「同僚や先輩へ発生報告」➡「対応の役割分担と対応」➡「情報共有」が一連の流れになります。

●インシデントの発見

インシデントを発見したり、気づいたりすることが一次対応開始のきっかけです。投薬や処置などの最中や直後など、すぐに気づき発見する場合と、あとになって気づいたり、指摘されたりして発見される場合があります。

●同僚や先輩への発生報告

発見したり気づいたインシデントは、一人で抱え込まず、可能な限り早く同僚や先輩など自分以外の人に知らせることが重要です。遅れてしまうと、組織としての初動体制が後手にまわり、その後の対応が難しくなってしまいます。
（➡p.30参照）

●対応の役割分担と対応

被害を最小限化するために複数人での対応が原則となるため、役割分担が必要です。必要とされる主な役割は、インシデントの内容にもよりますが、直接対応者と支援者、リーダーなどです。明確に役割分担して行動開始できればベストですが、流動的な状況で、周囲の人の動きを見ながら役割を考えつつ動くことも求められます。

通常は、先輩ナースなどのリーダーが役割分担を采配しますが、対処に必要と感じられれば、相手が先輩であろうとも、新人ナースが明確に指示や依頼を出してかまいません。

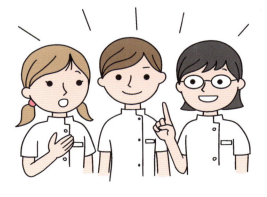

● **情報共有**

　それぞれの役割で対応したことは、遅滞なく情報共有することが重要です。リーダーへの情報共有はもちろん、関係するメンバー皆が集まって、短い時間の情報共有と打ち合わせを行う（**ハドル**）も有効です。

すぐに発生したインシデントに気づいた場合

　まずは目の前の患者さんへの対応が必要です。でも焦りは禁物。頭が真っ白になっているような状態で一人で焦って対応すると、インシデントの連鎖を起こしてしまう危険もあります。まずは応援を呼びましょう。ベッドサイドであればナースコールを用いたり、ナースステーションであれば声を上げたりするなど、問題が発生していることを周囲の人に知らせることがまずは大切です。

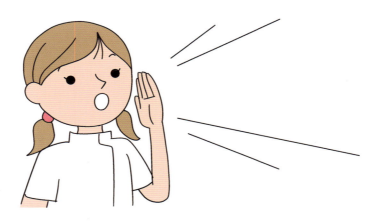

あとになってインシデントに気づいた場合

　わかばさんのように先輩から連絡がきてインシデントに気づいたようなケースでは、先輩や仲間が対処してくれていることがほとんどです。しかし、自分であとになって気づいた場合には、まだ誰も気づいていない可能性もあります。この場合、電話など可能な方法で、できるだけ早く、気づいた事実を伝えることが必要です。

インシデントの発生状況を知る

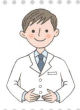

インシデントの発生を報告・連絡・相談する際には、発生状況を相手に理解してもらえるように伝える必要があります。限られた時間の中で、必要な情報を伝えるには、発生状況のうち、どのような情報が必要になるか知っておくことが大切です。

発生状況が思い出せない?!

いつも目の前で起こるインシデントばかりではありません。時間が経ってからインシデントが発覚するケースでは、インシデントに関わる本人の記憶があいまいなことがあります。

ケース

新人ナースのわかばさんは、先輩ナースからの電話でインシデント発生に関わったことを知り、朝の内服薬の配薬について状況を知らせるように指示を受けました。

「あの、朝は、まず担当の患者さんの薬を処方箋で確認しながらセットして、最初に山田さんの薬をセットして…。あー、いや、やっぱり佐藤さんだったかな、その後に田中さんをセットしているときにリーダーから田中さんに追加の薬が出ていることを伝えられて…。」

わかばさんの頭の中はだいぶこんがらがってしまっているようです。

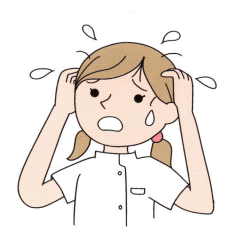

事実を整理する

　事実を整理することと、整理した事実を伝えることは異なります。事実の整理では、起こった物事を自分なりの解釈や感情を加えないで、客観的に表していくことが必要です。よく使われる方法としては、時系列（時間の流れに従って起こった物事を整理していく）や、5W1H（いつ〔When〕、どこで〔Where〕、だれが〔Who〕、何を〔What〕、なぜ〔Why〕、どのように〔How〕）という6つの要素で整理していく方法が用いられています。できるだけ漏れがなく、また重複がなく整理されることが必要です。

インシデントの報告・連絡・相談に必要な情報

　インシデントの内容にもよりますが、必要となる情報は以下のとおりです。

インシデントの情報
インシデントを発見した日時、場所、発見者（氏名）
インシデント発生の日時、場所、関係者（氏名）
インシデントの類型、影響度
インシデントに対応した内容（あれば）
患者さんの情報
氏名
年齢、生年月日
性別
ID番号
病棟や病室番号
病名

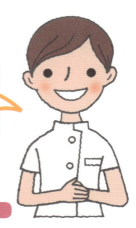

時間が経つにつれて記憶は変化します。早い段階で、メモ程度でいいので記録を残し、後から整理する習慣をつけるといいですね。

先輩ナース

インシデント報告の準備

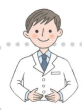

インシデントの発生状況を把握して、相手に伝わるように整理していく必要があります。どのようにしていけばいいか、ここで確認します。

書き出して、頭を整理する

　頭の中で考えるだけでは、わかばさんのように混乱してしまうことも珍しくありません。こういう場合、まずは紙とペンを用意して、思いつくところから書き出してみると整理に役立ちます。このときのポイントは、時系列に書くことです。例えばわかばさんのケース（➡p.22参照）では、インシデントが発生した田中さんの配薬のところから書き始めて、その前後というように時間を軸に思い出していくと、徐々に時系列が完成していきます。

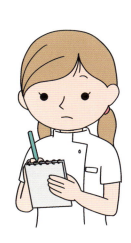

- インシデントは何か？
- インシデントの前後に何が起こったか？
- その前には何があったか？

スペースに余裕をもって書く！

　ぎっちりと書き出してしまったわかばさん。これではあとから思い出したことが書き込みにくくなりますね。メモを何度も書き直すのは時間の無駄です。付箋を使って時間関係を整理してから書くとよいでしょう。付箋が手に入らない状況でも、少し余白を多くとって書き出していくことで、あとから思い出した事実を書き加えることが容易になります。パソコンを用いて書くと、前後に挿入もしやすくなるので、時間の余裕があるときにはよい方法ですね。

インシデントの報告は誰にする？

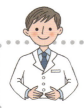

インシデントは、いち早く口頭で連絡すべき相手や、報告書にして報告すべき相手がいます。誰に、いつすればいいか、ここで確認します。

まずは先輩、師長に報告

インシデントが発生した事実は、いち早く知らせることが、その後の対処のために重要です。まずは指導的立場の先輩や、その日の病棟リーダーなど、指示を仰ぐ相手に知らせましょう。また、先輩やリーダーが業務に追われて相談できない状況であれば、病棟師長など責任ある立場のスタッフに躊躇せずに伝えましょう。

主治医や担当医への連絡

インシデントが発生した場合、発生内容によっては主治医や担当医の判断を仰ぐことが必要です。情報整理ができないまま慌てて連絡しても、かえって正確な情報が伝わらず、不要な緊急対応が取られたり、逆に必要な処置が取られず経過観察になってしまったりと、望ましくない結果につながる場合もあるので、先輩や師長などの指示を仰ぎながら連絡するよう心がけましょう。

医療安全管理部門への連絡

インシデントが発生した場合には、病院や施設ごとに定められた様式のインシデント報告書を作成して、医療安全管理部門にも報告しましょう。また、組織対応が必要となるインシデントの場合には、直接、医療安全管理部門に連絡した方がよい場合もあります。主治医や担当医への連絡と同じく、先輩や師長などの指示を仰ぎながら判断しましょう。

インシデント報告書の作成は、記憶が鮮明なうちがよいので、極力当日中にまとめて数日内には報告を完了させましょう。（➡p.47参照）

* **SBAR** SBARの由来については、Institute for Healthcare Improvement (http://www.ihi.org/resources/Pages/Tools/sbartoolkit.aspx) を参照（2018年2月28日アクセス）。

口頭での報告や連絡の具体的方法

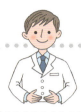

実際に報告するときに役に立つテクニックを身につけておくとスマートに報告や連絡ができます。どのようにすればよいか、ここで確認しましょう。

SBAR（エスバー）とは？

SBAR＊は、緊急時などに簡潔かつ漏れなく報告を行うためのツールです。
以下の4つから構成されています。

> S：Situation（状況・状態）
> B：Background（背景・経過）
> A：Assessment（評価）
> R：Recommendation（依頼・要請）

次の例で実際にやってみましょう。

> **ケース**
> わかばさんは、「禁注射」と書いてある薬剤を、直接静脈に注射してはいけない薬剤と理解して、輸液ラインの側管から血管内に投与しました。しばらくしてナースコールがあり患者さんから、点滴が滴下しなくなり、刺入部が赤く腫れ、腕が痛むと訴えがあり、内服薬を注射してしまったことに気づきました。

● 先輩ナースにまずは報告

S（状況・状態）	わかばです。701号の田中さんの点滴に誤って薬を注射しました。
B（背景・経過）	5分程前に側管から、内服薬のトロンビン液を投与してしまいました。
A（評価）	点滴は滴下しておらず、刺入部の発赤と上肢の痛みの訴えがあります。
R（依頼・要請）	すぐにバイタルの測定と主治医への連絡が必要です。サポートお願いします。

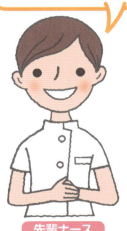

こういう事態に直面すると、頭が真っ白でフリーズしてしまいがちです。
日頃から、SBARを意識した報告をする練習をしておきましょう。

先輩ナース

遠慮なく相談してみよう

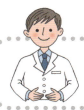

新人ナースにとって、相談は思ったよりハードルが高いことかもしれません。上手に相談できるように、ここではポイントを確認していきましょう。

相談のメリット

相談には、視野が広がったり、肩の荷が下りたり、理解が深まったりする効果があります。また、自分が関わったインシデントでは、自分を責めてしまいがちですが、そんな自己否定感情も先輩ナースに聞いてもらえるだけで、かなりの部分が和らぐものです。「こんなことを相談してもいいのだろうか」とか、「相談したら怒られるかも知れない」と心配になるのも当然ですが、自分が心を開けば、相手もきっと開いてくれるはずです。

誰に相談する？

相談相手は重要です。まずは指導役の先輩ナースがベストですが、上手くタイミングがつかめなかったり、切り出せなかったりすることがありますよね。そういうときは、身近な仲間から始めてみてもいいでしょう。解決策を求めるだけではなく、みんなが同じような問題で悩んだり、困ったりしていることに気づくことに意味があります。勇気を出して先輩ナースに話しかけてみましょう。

相談で傷つかないために

勇気を出して相談したのに、「あなたが不注意だからよ！」などと個人攻撃されてしまうことがあるかもしれません。こういう言動があったとすればとても残念なことです。医療安全では、「人と問題を切り分ける」という視点をとても大切にしています。何か問題が起こったとき、個人のせいではなく、システム（仕組み）としての問題点を考えることで改善を進め、真に安全な場を目指しています。インシデント報告書（→p.47参照）の内容も参考にして、システムで考える視点を持ち、先のような言動に振り回されない心を養ってください。

chapter 3
インシデント発生後の患者対応

この章では、インシデントが発生してしまった場合の患者さん、
ご家族への対応について要点をまとめてあります。
患者さんやご家族も不安を感じていますから、
まずは不安を受け止めながら、
落ち着いて対応できるようにしましょう。

患者さんに伝えるタイミング

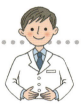

インシデントが発生したとき、患者さんやご家族にはいつお伝えしたらいいのでしょうか？　まずは、患者さんに伝えるタイミングを確認しましょう。

✚ 患者さんに伝えるタイミング

インシデントに気づいた場合、できるだけ早くその事実を患者さんにも伝えることが大切です。

伝えるタイミングが遅くなってしまうと、患者さんの不安が大きくなり、不信感につながります。

ただ、インシデントに気づいた直後は、誰でも動揺して、不安になりますよね。気持ちが落ちつく前に慌てて伝えると、かえって混乱が深まります。まずはインシデントが発生した事実を先輩ナースや師長さんに報告して、患者さんに伝えるタイミングや内容のアドバイスを受けましょう（➡p.25参照）。

「マズい」「しまった」「あっ！」

インシデントに気づくと、ついつい口にしがちな言葉。思わず口から出てしまうので、止めることが難しいものの、その場に立ち会った患者さんやご家族の立場に立つとどう感じますか？　「何が起こったのだろう？」「大丈夫なのだろうか？」と不安や恐怖を覚えますよね。できるだけ不用意に口にしないよう、日ごろから心がけたいものです。

✚ 不安や怖さは時間と共に大きくなる

患者さんは、自分の身体の変化にとても敏感になっています。インシデントが発生しても「患者さんは気づいていないはず」などと思い込むのは禁物。患者さんやご家族はちょっとした変化や気配を感じ取っています。最初は小さな不安でも、時間が経つにつれて、大きな不安や怖さを生み出します。だからこそ、小さな不安のうちに、正しい情報を伝えることが重要なのです。

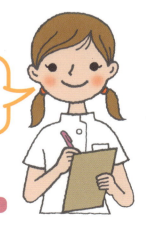

伝えるタイミングは早く！だけど慌てて先走ってもいけないんですね！

新人ナース

患者さんに伝えるのは誰がいいですか？

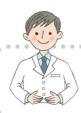

インシデントが発生した事実は、誰が患者さんに伝えたらいいでしょうか？
ここでは、誰が事実を伝えるのがベストなのか、確認していきます。

責任者に対応を任せた方がいいこと

病棟師長や主治医など、責任ある立場の者が対応した方がいい場合は以下のとおりです。

1. インシデントの結果が重大である場合
2. インシデントの結果が重大でなくても、当事者のナースが受けた心理的衝撃が大きい場合
3. 複合的なインシデント（複数の人数が関わるインシデント）の場合
4. 患者や家族の精神的動揺（感情的反応）が大きい場合

　1から4のようなケースでは、初動の段階で責任者が対応することで、その後の対応が円滑になり、不要な混乱を防止できます。

　インシデントの対応では、個人で抱え込まず組織として対応していくことが、当事者を守るために非常に重要です。

新人ナースの役割と責任

　新人ナースが最初にできることは、責任者と連携した初期対応のほかに自分自身の振り返りとしての真摯な謝罪です。こればかりは本人でないと相手に思いが伝わりません。当事者が謝罪できることは、相手のためだけでなく、自分のためにも大切なことです（➡p.43参照）。

患者さんへの伝え方

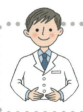

インシデントが発生したことを、患者さんにはどのように伝えればいいでしょうか。どのように伝えたら患者さんの不安を和らげることができるのか、確認してきます。

✚ どう伝えたらいいでしょうか

新人ナースのわかばさんは、インシデントが発生したことを患者さんに伝えにきました。下記のケースを読んで、どこに問題があるのか考えてみましょう。

> **ケース**
> 「田中さん、本当にすみません。薬のことなんですけど、私、忘れちゃったんです。先輩ナースに言われて気づいて、本当は朝、渡さないといけなかったのに、追加になっていた薬だったので、別の場所に置いてあって、お渡しする前に確認して、追加の薬も一緒に渡さないといけなかったのに、それが抜けちゃって、先輩ナースに言われるまで気づかなくて…。本当にごめんなさい。」
> 田中さんはポカンとして、何があったかよくわからなかったみたいです。

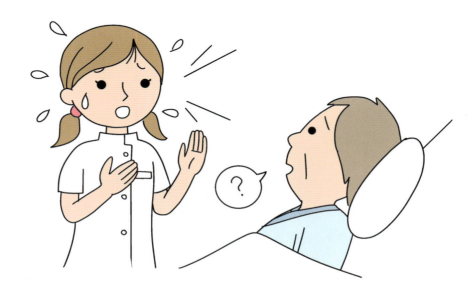

混乱した情報は、混迷を深める

わかばさんは、一生懸命田中さんにインシデント発生の事実を伝えようとしていますが、謝罪の気持ちが先走って、自分の側の事情を話すことで精一杯になってしまっていますね。整理されていないまま話をすると、患者さんの理解の妨げになるばかりか、不安を助長したり、誤解を生んだりしてしまいます。

患者さんに必要な情報を届ける

患者さんが一番気になるのは、**インシデントで自分の身体に影響があるのか**ということです。インシデント発生の事実と一緒に、この情報を伝えていきましょう。自分の側の事情を話したくなるのもよくわかりますが、患者さんの反応や理解の程度を確認しながら、少しずつインシデントの情報を共有しましょう。

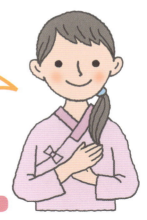

詳しい説明は、あとでちゃんとしてもらえたら大丈夫だから、出来事の事実と、身体への影響を伝えてもらえると、まずは安心です。

患者さん

謝罪の気持ちも大事だけれど、インシデントの情報もしっかりと共有しないと、ですね。

先輩ナース

患者さんのご家族への対応

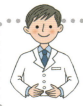

患者さん本人と同じか、場合によっては、それ以上にご家族もインシデントの影響を心配しています。患者さんのご家族にどのように対応していけばいいのかを確認していきましょう。

✚ 説明や情報開示の遅れが隠蔽に!?

インシデントが患者さんの身体に影響を及ぼさなかった場合、急に連絡してかえって心配をかけたくない、とか、あとでお知らせすればいい、などの悪気のない理由で説明が後手にまわってしまいます。

ところが、「隠されている」という疑念を生むことがあるのは、このような遅れた説明や情報開示に一因があります。説明や情報開示のタイミングを逸すると、時間の経過とともに不信感が生じてしまい、正しい情報を正しいと受け取ってもらえなくなるのです。

情報開示のタイミングを逃さないために＊

好ましくない情報だからこそ早く情報開示したほうがいいのに、なかなかできない理由は、私たち人間が判断や選択するときの特性も影響しています。早く情報開示すれば、結果としての反応はどうあれ、「早く開示した」という事実は確実に得られるのにも関わらず、悪い反応を示されるかも知れない、という損失を前提にすると、開示しないという目先の損失回避に走りがちになります。これは心理学の分野で**プロスペクト理論**と呼ばれており、克服するためには、開示ルールを決めるなどの方法が有効です。

✚ 患者さんご本人からのご家族への説明

「患者さんご本人に情報をお伝えしたから十分だ」と感じる場合もあるかも知れませんが、必ずしもご家族に伝わっているとは限りません。また、医療者でない患者さんの理解は、重要な部分が欠けたり、一部分だけが誇張されたりして、情報が正しく伝わらないことがあります。

ご家族は、患者さんと異なり、周囲の状況や経過を体感していません。そのため、患者さんよりも詳しい説明が必要になる場合があります。ご家族も患者さんの身体の状態の変化や状況の推移にとても敏感になっているので、説明や情報共有のタイミングに配慮が必要です。

＊…を逃さないために　参考：友野 典夫『行動経済学　経済は「感情」で動いている』光文社、2016

電話での伝え方

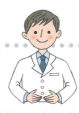

その場にいる患者さんと異なり、ご家族への連絡は電話が多くなります。電話での伝え方の注意点を確認しましょう。

電話の特徴

電話は、患者さんと対面の場合と異なり、相手の表情を見たり、文書を手渡したりすることができません。そのため、言葉そのもの（言語）と、声の大きさや抑揚、ペースなど（準言語）が、聞き手にメッセージを伝える上で重要になります。

コミュニケーションの要素		
言語コミュニケーション	準言語コミュニケーション	非言語コミュニケーション
言葉そのものによるコミュニケーション。	言語コミュニケーションに伴う音（大小やトーン）やスピードなど。	言葉によらないコミュニケーション。目線や表情、ジェスチャーなど。

電話で伝えるときのポイント

電話では、ゆっくりとした落ち着いた口調で、はっきりと内容を伝える必要があります。お話する順番にも心を配り、患者さんの身体に影響があるのか否かも同時に伝えるのがポイントです。

お話の流れは事前にメモなどでまとめておくのがベストですが、実際に話し始めたら相手の受け止めやペースに合わせることも重要です。相手が話を遮るように質問したら、そちらを優先して少し詳しく説明してくださいね。

> 電話は顔が見えないから、ゆっくり落ち着いた口調で話してもらえると、こちらも冷静に話を聞けるなあ。

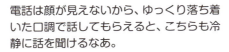
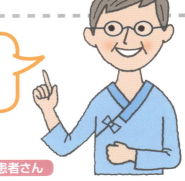

怒っている当事者への対応

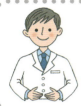
患者さんやご家族が、インシデント発生の事実を聞いて怒り出したり、怒っている患者さんやご家族のところにお話に行ったりするのは、誰でも気が重くなりますよね。怒っている患者さんにどのように対応するか、確認しましょう。

なぜ怒るのか？

皆さんが怒ったとき、怒った理由は何だったでしょうか？　長い時間待たされたから、不公平だったから、規則を守っていなかったから、バカにされたから、むしゃくしゃしてて、など様々な理由が頭に思い浮かびますよね。このように、1つ1つの怒りの理由は異なりますが、怒りの奥には、**「当事者の想い」がある**ことが共通しています。

> **怒りの奥の「当事者の想い」**
> 　医療メディエーションやアンガーマネジメント＊では、怒りの感情を二次的な感情表現だと考えています。つまり、怒りの奥には**一次感情**と呼ばれる自己承認欲求（自分を認めてほしい気持ち）や不安、帰責の念（自分を責めるような気持ち）などがあり、これを外に発散するエネルギーが怒りです。このような理解にもとづくと、怒りはある程度の発散が必要で、怒りそのものよりも、怒りの背景にある感情に心を寄せて対応することが重要です。

怒っている当事者への対応

　新人ナースにとって怒っている当事者への対応は容易ではありません。まずは一人で対応しようと気負わず、先輩や師長などに応援を要請しましょう。その上で、怒っている人のお話をよく聞いてみましょう。怒っている理由は何か、どんな一次感情があるか、ということに注目してお話を聞くと、怒りへの対応で生じがちな嫌な気持ち（嫌悪感）や怖い気持ち（畏怖）が少なくなっていることに気づくはずです。また、怒っている人に反射的に応答することも適切ではありません。自分の側の事情や状況を一生懸命話しても、怒っている人には十分に伝わらないばかりか、かえって怒りに燃料を注ぎ込むことにつながります。共感しながら、怒りがある程度収束するまで、お話をよく聞くことに徹してみてください。

＊…やアンガーマネジメント　巻末の参考文献を参照。

避けたい気持ちと身の安全のバランス

　怒っている人を目の前にすると、緊張したり、嫌な気持ちになったりするので、思わず避けて通りたくなるのも無理はありません。このような回避的対応は、怒りがあまりに強い場合や暴力などが懸念される場合には有効な方法ですが、一方で、怒りの感情を増幅させてしまうことにもつながります。

　怒りに怖さを感じる程度は、人それぞれです。ですから、**怖いと感じた場合には、まずは無理をしないで、「応援を呼ぶ」「いったん回避する」などの回避的な対応をはさんで落ち着きを取り戻し、態勢を整えてから、再度お話を聞く機会を設けるなどの方法をとりましょう。**

暴言・暴力や不当な要求への対応

　暴言・暴力や不当な要求など、反社会的行動への対応が医療現場でも余儀なくされています。大前提として、これらの反社会的行動は、到底許されるものではなく、**医療側が我慢するなどの方法で対処すべきではありません**。明らかな悪意や害意などには、組織的で毅然とした対応が求められます。

　怒りの感情は、暴言や暴力などに結びつきやすい感情です。暴力にまで至る背後には、**エスカレーション**と呼ばれる感情の高ぶりが生じている場合があります。したがって、怒りへの適切な対応ができれば、エスカレーションを防ぎ、暴言や暴力を減らすことにつながります。一方で、特に強い怒りの場合には、突発的な暴力行為につながることも常に意識に置いて、一人で抱え込まない、相手に近づきすぎない（適切な距離を取る）、真正面から対峙しない（少し斜めか、横に位置する）などの対応を心がけてください。

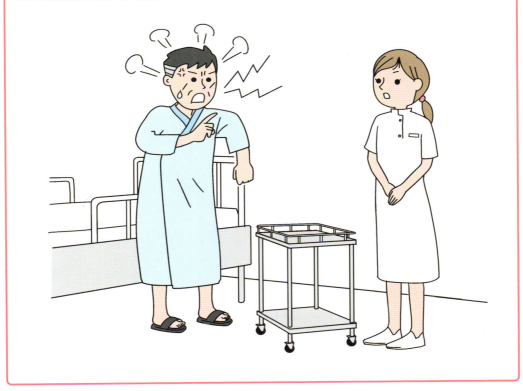

3　インシデント発生後の患者対応

怒った当事者対応後のケア*

　怒った当事者に対応したあとは、自分自身へのケアも意識的に行ってください。
　インシデントを起こしてしまったという事実だけでも落ち込んでいるのに、「あなたの説明の仕方が悪い」とか「怒らせるような対応をしているせいだ」などの心ない言葉かけを受けて、新人ナース自身が、自分を責めるような気持ちに強く囚われてしまうことがあります。

　植田らの調査によれば、クレーム対応による心理ストレスは、対応した約半数で翌日勤務以降まで持続していると報告されています。過度に自分を責める気持ちや、ストレスを抱えた状態では、集中力や判断力が低下し、更なるインシデントの発生や、新人ナース自身の健康上の問題が懸念されます。

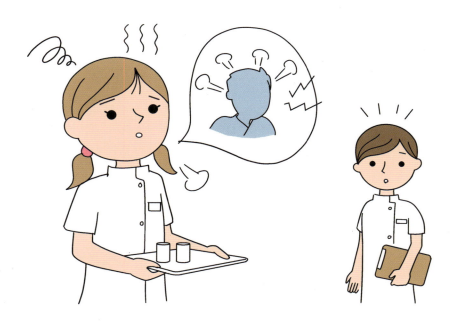

　Chapter 2の相談（➡p.32参照）を参考に、理解のある先輩ナースや師長などの責任者に対して、怒った当事者への対応の経験を話す機会を設けたり、同僚の新人ナース同士で経験を共有したりすることは、対応後のケアとして有意義です。

　また、気持ちを切り替えるために軽く身体を動かしたり、スポーツをしたり、趣味に没頭するなど、リフレッシュする時間や機会も積極的に設けてみましょう。

*…対応後のケア　参考：植田信策ほか、クレーム対応による心理的ストレスは翌日以降の業務に影響する恐れがある、日本医療マネジメント学会雑誌11巻、271頁、2010

謝罪のあり方

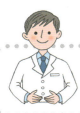

インシデントの発生について、謝罪することが必要になりますが、どのように謝罪すればよいのでしょうか。確認していきましょう。

謝るな、というプレッシャー

安易に謝罪をしてはいけない、ということをアドバイスされる場合があります。これは、謝罪したことが責任追及につながることを懸念しての発言です。では、かたくなに謝らないほうがいいのでしょうか。

早稲田大学の和田仁孝教授によれば、謝罪を次の2つの種類に分けて考えることが提唱されています。

> **謝罪の種類** *
> 責任承認謝罪：謝罪する側に生じた不利益の責任があることを認める謝罪
> 共感表明謝罪：不利益を被った相手に共感を示す謝罪

謝罪行為と受容

謝罪は、相手の受入れ（謝罪受容）があってはじめて成立します。謝ったからといって許してもらえるとは限りません。一度頭を下げたら終わりではなく、事後のケアも含めた一連の経過を含めて全体で謝罪の想いを伝えることも重要です。

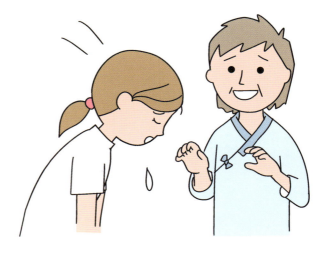

＊**謝罪の種類**　参考：和田仁孝、医療紛争と謝罪　第1回謝罪とはなにか、医療安全11号

責任承認謝罪のあり方

　インシデントなど、医療側に責任がある問題については、**遅滞なく責任承認謝罪をすることが、信頼関係の維持や回復のために重要**です。謝罪のタイミングを逃してしまって、謝罪が遅くなったり抜けてしまったりすると、関係修復が困難になったり信頼を取り戻せない事態に陥ってしまう場合があります。

　謝罪する際には、受け手の誤解を生じないよう、何について謝罪しているのか、前提となる事実をはっきりと伝えた上で謝罪しましょう。新人ナースは、事あるごとに「すいません」とただそれだけを口にしがちです。こういう謝罪は、状況が理解できていない相手には不信感や不安感を生ずる契機になり、謝って済まそうとしているという、まるで逃げているような印象を与えてしまいます。そうならないためにも、前提となる事実を添えた謝罪をする習慣をつけることを心がけてみてください。

共感表明謝罪のあり方

　共感表明謝罪は、和田教授によれば相手が被った不利益への共感が主であり、慰めや癒しとは異なります。すなわち、「してあげる」という類のものではなく、相手の事情や状況の理解があることが前提です。表面的な理解に基づく共感表明謝罪は、形式的で心がこもっていないことが相手にも伝わってしまい、かえって心証を悪くする場合もあり得るので注意が必要です。

　相手の語りによく耳を傾けて理解しようと努める、その姿勢が表面的な謝罪の言葉よりも相手をケアすることにつながります。

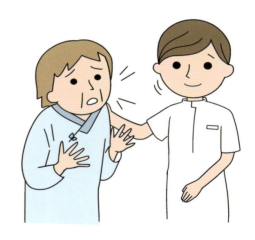

謝罪は、相手への共感をベースに、自分自身としての振り返りが重要なんですね。

先輩ナース

自分の気持ちも伝えよう
（共感が大切）

インシデントに見舞われた患者さんやご家族は、それが一つのきっかけとなって、潜在的に抱えてきたネガティブな感情を露わにすることがあります。病いそのものや人生など、患者さんやご家族が抱える問題に医療者が共感をもって対応できることが、両者の良好な関係維持のために重要です。

共感とは何か？

がんの宣告の場面の立ち合いで、宣告を受けた患者さんの表情がみるみる悲痛にゆがんでいくときに、そばにいる自分の心も痛む、このようなことを臨床現場で経験します。この自分の心が痛んでいる状態が共感の一種です。共感には、事実認識の前提によって大きく**シンパシー**と**エンパシー**の2種類があります。

共感の種類

▼ Sympathy（シンパシー：同情）

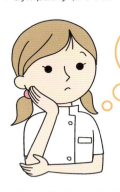

患者さんは、どう思っているんだろう？

相手に関する自分の事実認識が前提となって、喜怒哀楽などの感情を抱いている状態。自分が主体であるため、独善的になったり相手との間にずれを生じたりすることがある。

▼ Empathy（エンパシー：感情移入）

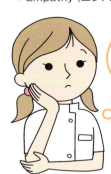

もし私が、患者さんと同じ立場ならどう思うのだろう？

相手に関する相手の事実認識が前提となって、喜怒哀楽などの感情を共有している状態。相手の事実認識の理解が必要であり、深く感情移入すると相手以上に傷つく恐れもある（代理受傷）。

エンパシーの共感を心がけよう

　同情的な共感は、「相手のことはわかる」ということが前提になっています。しかしながら、本当にわかるものでしょうか。一人一人の顔かたちが異なるように、経験や信条や価値観などが皆、少しずつ異なっているものだとすれば、容易にわかるものではない（わからない）という前提を置く方が現実に即しています。感情移入は、まさにわからないことを前提に、相手によく聴くこと（傾聴）を通じて、相手の理解に努めているのです。

　インシデントの発生を患者さんやご家族に伝えたとき、これまで潜在的に抱えてきていたネガティブな感情が露わになることがあったら、どんなことがあったのか、可能な限り耳を傾けてみてください。きっといままで知らなかった患者さんやご家族の一面を知り、理解を深めるきっかけになるはずです。

抱いた気持ちも言葉で伝えよう

　医療者自身は共感しているつもりにも関わらず、冷酷だとか事務的だと非難されることがあります。そういう場合、自分が抱いている気持ちがうまく相手に伝わっていなかったり、相手に受け取ってもらえていなかったりしている可能性があります。相手のことに心寄せる感情を抱いているなら、せっかくなので言葉にしてみましょう。患者さんの立場に比較的近い新人ナースの気持ちの言葉だからこそ、患者さんやご家族に届くものがあるはずです。多忙で、緊張して、能面のようになりがちな新人ナースも、自分の気持ちを言葉で伝えることで共感の第一歩が踏み出せます。

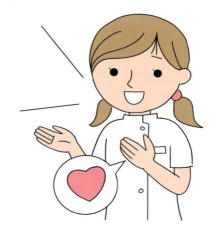

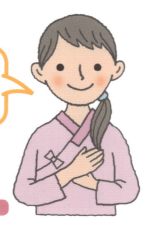

看護師さんが丁寧に話を聞いてくれて、私の気持ちもわかってくれて、とても安心できました。

患者さん

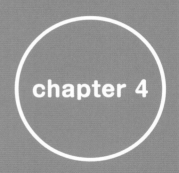

インシデント報告書のまとめかた

インシデント報告書をいざ書くとなったとき、
どうすればよいか迷いますよね。
インシデント報告書の作成には、
いくつかのコツがあるのです。
ここでは、インシデント報告書を
まとめるポイントを学びます。

インシデント報告書って？

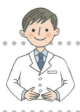

インシデント報告書の歴史的な経緯を知ることで、その目的や意義について理解を深めましょう。

航空業界から医療に

　1974年、アメリカで航空機が山中に墜落する事故がありました。その後の調査で、以前に同じ地点で墜落しかけた事例が、他社で報告されていたことがわかりました。しかし当時は航空会社の間でそうした危険情報を共有する仕組みはありませんでした。もし事故当時のパイロットや管制官がその危険を知っていたなら、墜落事故は避けられたかもしれません。この事故をきっかけに、アメリカの航空業界では、危なかった！　という体験を業界全体で収集し、共有する仕組みを作ったのです。1990年代、各国で医療事故が社会問題化した際、航空機業界に倣って医療業界でも、事故や、危うく事故になりかけた体験を収集し、医療業界全体で共有しよう！　という取り組みが始まったのです。

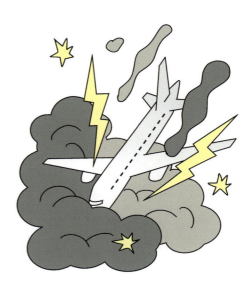

日本医療機能評価機構

　日本で医療関係のインシデント報告書を取りまとめているのは、（公益財団法人）**日本医療機能評価機構**という組織です。ホームページ (http://www.med-safe.jp/index.html) の「医療安全情報」には、先輩たちが報告したインシデントの中から、特に重要なものを選んで掲載していますので、アクセスしてみるとよいでしょう。インシデントをデータベースで検索することもできます。

インシデント報告書って何のために書くの？

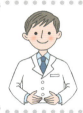

インシデント報告書には、自分自身が体験したことを書くわけですが、自分が思ったことを思いつくままに書いてもなかなか伝わらないものです。「自分の体験をどんな風に書いたらいいか」を考える上で、まずはインシデント報告の目的を知っておきましょう。

インシデント報告書を書く理由

なぜインシデント報告書を書く必要があるのでしょうか。おもに以下の4つの目的があります。

(1) 全国のインシデントを集めている機関に危険性を知らせるため

インシデント報告書は全国の病院から日本医療機能評価機構に集められています。この機関では、日本全国でどのようなエラーが起きているかを把握し、再発防止のための活動をしています。

(2) 所属病院の安全管理部門に危険性を知らせるため

あなたの所属する医療機関では、安全管理部門（委員会）があることでしょう。インシデント報告書は、この部門（委員会）の担当者が閲覧し、組織全体の安全性を高めるための活動（教育や環境改善などの計画立案など）に役立てられています。

(3) 所属部署の同僚に危険性を知らせるため

病棟や外来といった単位でインシデント報告書を回し読みする場合があります。「こんなエラーが起こりうる」ということを、部署内で共有し、注意していくための活動です。

(4) 自分自身の振り返りのため

あなた自身も今回のインシデントから、「してはいけないこと」「こうしたほうがいいこと」を学んだことでしょう。それをきちんと整理することは、あなた自身のキャリアだけでなく、あなたが後輩を指導するときにも必ず役に立ちます。レポートの大事な部分はノートに書き写して大切に保管しましょう。

インシデント報告書ってどうやって書くの？

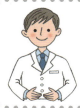

インシデント報告書の目的だけを知っていても、いざ書こうとしたときには、具体的にどうすればよいか迷う人も多いはず。でも大丈夫。ちょっとしたコツを知れば、誰だってわかりやすいインシデント報告書を書くことができます。ここでは、そのコツを紹介します。

一般的なインシデント報告書の書式*

一般的にインシデント報告書の書式は、チェックボックスと自由記載欄の組み合わせから構成されています。施設によっては自由記載欄のみ、という場合もあります。

報告書NO

報告者所属	52階西病棟
時刻	2017/4/1
場所	☑病室　□処置室　□外来　□その他（　　）
当事者の職種	□医師　☑看護師　□事務職員　□その他（　　）
当事者の職種経験年数	☑1年目　□2年目　□3〜5年目　□6年目〜
当事者の部署経験年数	☑1年目　□2年目　□3〜5年目　□6年目〜
患者ID	[20170401]
患者の年齢	82
患者の疾病	[脳梗塞、認知症]
患者の意識レベル	□清明　☑JCS1-3　□JCS10-30　□JCS100-300
発生場面	□処方　□調剤　□投与　☑日常生活　□その他（　）
内容の分類	□薬剤　□薬剤以外の治療　☑療養上の世話 □ドレーン・チューブ　□医療機器
発生要因（複数回答）	□確認の不備　□観察の不備　□多忙 □判断の不備　□連携の不備　□説明の不備 □知識の不備　□技術の未熟さ
患者への影響度	□誤った医療を実施する前に誤りに気付いた □誤った医療によって、経過観察を要した □誤った医療によって、追加の簡単な処置を要した □誤った医療によって、濃厚な処置を要した □誤った医療によって患者に永続的な障害が残った □誤った医療によって患者が死亡した

起こったこと（自由記載）

＊…**の書式**　施設によって書式は異なることがあります。

50

書き方のコツ

前半の日付、場所、患者さんの名前、年齢や他の選択肢のある項目ではあまり迷わないと思います。ここでは、各施設に共通する自由記載部分についてお話します。

(1) まずは付箋に起こったことを思いつくだけ書く。
付箋を使えば頭の整理ができて文章をつくるのにとても便利です。
何があったかを、付箋に書いていきます。並び変えながら、報告書の文章を考えます。

(2) 次に問題を端的に書く
付箋で考えを整理したら、次は文章を書きます。まず、どういうインシデントなのかを書きましょう。「患者さんが転んだ」のか「薬を間違えたのか」といったことです。

(3) 今わかっている事実だけを書く。
事実を簡潔に書きましょう。「いつ」「どこで」「だれが」「何をして」「どうなったか」を意識すれば簡潔に書くことができます。できるだけ客観的な事実を述べるようにしましょう。感想や推測は、最後にそれとわかるように書きます。

(4) ふだんはなぜうまくいっているのか・なぜ気づけたかを書く。
普段インシデントが起きていない理由や、インシデントに気づいたきっかけを書くことは、あとで振り返りをするときに役立ちます。

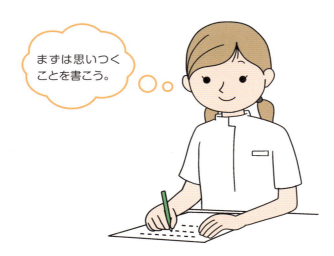

まずは思いつくことを書こう。

具体例があると理解が進みます。次のページで具体例を見てみましょう。

先輩ナース

4 インシデント報告書のまとめかた

51

インシデント報告書（自由記載）の具体例

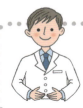

あなたの言葉で、あなたの体験を表現することはとても重要です。しかし、書くことが苦手な人にとっては、「自由に書きなさい」と言われてもなかなか難しいものです。まずは例を見て、書き方に慣れましょう。

 わかりやすいインシデント報告書（自由記載）

　書くことが苦手な人にとっては、「最初に何から書き始めるか」は課題かもしれません。そこで、いろいろな場面で活用できる、テンプレートを用意しました。テンプレートの空欄を埋めることで、自由記載の報告ができます。ただし、すべてのインシデントで対応できるわけではありませんので、適宜、工夫は必要です。

通常 [　　　　] であるはずが実際には [　　　　] であった。
　　 [　　　　] によって誤りに気づいた。
　　 [　　　　] のような影響があった／なかった。
　　 [　　　　] の処置をした結果、[　　　　] となった。
　　（[　　　　] が事例の背景要因と考えられる。）

「何と何が間違っていたのか」から書き始めることで、読み手は関連する文脈についてある程度仮説を立てながら読み進めることができます。

インシデント報告書（自由記載）の具体例

　前述のテンプレートを参考に記載したインシデント報告書の具体例を用意しました。書き方に慣れるには、とにかく書いてみることです。事例を参考に、どんどん真似をして書いてみてください。

インシデント報告書の例-1：転倒
　23時のラウンド時、ベッドで寝ているはずの患者が床に仰向けで寝ているのを発見した。普段、センサーで患者の離床を察知できていたが、センサーが作動しなかった。転倒があったかどうかは不明。疼痛があるかどうか尋ねたが、特にないとのこと。主治医に連絡し、経過観察指示を受けた。事前アセスメントでも転倒リスクは高く、センサー対応を行っていた。他の業務で目を離している間に患者自身がセンサーを切っていたようだ。21時トイレ介助の際、家に帰りたいとつぶやいていたが、帰宅願望と離床の関係は不明である。

ポイント
　自分が発見した誤り（ここでは「患者が床で寝ていたこと」）の内容が簡潔に書かれています。わからないこと（ここでは「転倒があったかどうか」「なんのために離床したか」）についても客観的な記述ができています。

インシデント報告書の例-2：事故（自己）抜去
　経管栄養チューブを挿入されていた患者が自分でチューブを抜去していた。16：00に部屋を訪れた際に、チューブが床に落ちていて抜去に気づいた。その際、呼吸困難や咳の増悪は観察されなかった。当直医に報告し、チューブを再度挿入することになった。本事例では事前に抜去が予測されたため、手首に抑制帯を装着していたが、後で監視モニターを確認したところ、患者が自身の手が届くところまで体をずり下げてチューブを抜去した様子が映っていた。

ポイント
　最初に自分が発見した誤り（ここでは「経管栄養チューブが抜けていたこと」）が最初に書かれています。当時行っていたケアの内容や、モニターの記録などを詳しく記述していて、同じ病棟の人たちにとっても役立ちそうです。

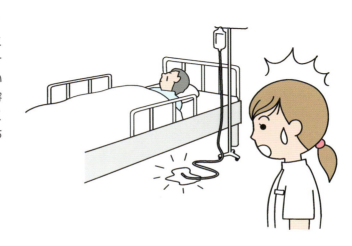

4　インシデント報告書のまとめかた

インシデント報告書の例-3：無投薬

　休憩に入る先輩ナースから、食直前のインスリン投与を依頼されていたが投与することを失念した。勤務交替の際、先輩ナースがナースステーションのテーブルに薬剤が置きっぱなしになっていることに気づいた。勤務中のラウンドでは高血糖による昏睡などはみられなかった。当直医に報告し、眠前の処方から記載どおりに実施するよう指示を受けた。

ポイント

　事実に気づけたきっかけ（ここでは先輩ナースが発見してくれた）や、その後の患者さんの経過が簡潔に書けています。やるべきことを失念した場合には、その理由を書くことは難しいものです。その場合は正直に「失念した」と書きましょう。失念を防ぐための工夫については、この本をみながら考えていきましょう。

本書で紹介したインシデント報告書の記載はあくまで一例です。
時系列で書くことを推奨している施設もあるかもしれません。

先輩ナース

column
看護記録上の注意

　インシデントの記録に限らず、すべての看護記録において、主観に頼った個人の見解の記載にならないよう、事実についての記載を心がけることが重要です。看護記録は、訴訟上の証拠ともなりえるものであり、患者さんにとっては大切な個人情報でもあります。憶測や個人の想いに基づく記載は、後になって無用な誤解を生じさせたり、事実の認定を困難にしてしまうなどの問題を生じます。また、診療記録の開示を求められた場合には、患者さんやご家族の手元に渡り、精読されることも意識して、略語を減らすなど、わかりやすい表現を心がけて記載することが求められます。

　インシデントに関する看護記録を行う場合は、時系列がわかるように経時的記録とする方が適している場合もあります。先輩や責任者に相談しながら、適切な記載を心がけましょう。

参照：日本看護協会編、「看護記録および診療情報の取り扱いに関する指針」2005

chapter 5
インシデントの振り返り方

「インシデントの振り返り」とは、
たんに反省するということではありません。
同じインシデントを繰り返さないために、
適切に振り返り、教訓を得るために行うものです。
具体的にはどうすればいいのでしょうか？
事例をもとに学んでいきましょう。

インシデント報告書と振り返り、どう違うの？

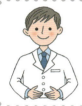
あなたがエラーを起こしたなら、他の人も同じエラーを起こす可能性があります。あなたがインシデントを注意深く分析し、そこから得た教訓を報告することは、同じ職場で働く他のナースたちにとっても役立つものです。インシデントの振り返りは、適切な教訓を得るために大切なステップです。

報告と分析

　あなたが今回起こしたエラーは、不注意なあなただけが起こした特別なエラーでしょうか？　評価機構には、毎年多くのインシデントレポートが全国から集まっています。公開されているデータ（➡p.13～15参照）を読み解けば、かなり深刻なインシデントでも、全国で繰り返し起きていることがわかります。

　振り返りの際に、インシデントを分析することが大切です。直感的な対策ではなく、分析を加えた上で立てた対策は、同じ職場で働く同僚ナースにとっても役立ちます。

　ただし、現場で求められる分析や書き方には種類があります。具体的には「インシデントレポート」「組織としての分析レポート」「振り返りレポート」です。やみくもにただ書けばよいというわけではありません。以下にそれぞれの目的と内容をまとめてみました。あなたがレポートを書く必要があるときに、何を目的として求められたレポートなのかを明らかにしてから書き始めることが重要です。

	①インシデントレポート	②組織としての分析レポート	③振り返りレポート
大目的	所属医療機関の安全管理部門や評価機構に事実を知らせる。	インシデントを繰り返さないために、**組織が**何をするかを述べる。	インシデントを繰り返さないために、**自分が**何をするかを述べる。
内容	起きたこと・行ったことを書く（病院のマニュアルがあればそれに従う）。	推測も含めて、できるだけ多くの要因を想定する。担当部署に**改善を依頼する**ための資料として書く。	推測も含めて、できるだけ多くの要因を想定する。結論には**自分ができることを書く**。

インシデントの振り返りの「6ステップ」

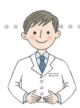

それでは、インシデントの振り返りは、どのようにするのでしょうか。インシデントの振り返りは、6つのステップで行います。ここでは、それぞれのステップについて概観し、次章から各ステップを詳述します。

「インシデントの振り返り」のための6ステップ

たとえば「インシデントの振り返り」をやるように先輩ナースから言われたとして、あなたならどうしますか？ 反省するだけで終わっていませんか？ インシデントを繰り返さないためにも、下記の6ステップを踏まえて振り返ることが大切です。

> ステップ1　要因を考えてみる
> ステップ2　連関図を書く
> ステップ3　当事者要因、環境要因、患者要因に分ける
> ステップ4　対策のアイディアを出す
> ステップ5　「やれそうか」「効果があるか」を見極める
> ステップ6　具体的な計画を立てる
>
> ※各ステップについては、本文59ページ以降参照。

分析方法*と自己分析レポートの書き方のヒント

6つのステップで振り返った後は「振り返りレポート」を書くことになります。

インシデントが起きた背景を理解し、再発防止のための対策を立てるための方法はいくつかあります。今回は、一般的に用いられている分析方法を、新人看護師が実践しやすい形にアレンジして紹介します。

この方法では、要因を挙げる際には「そのインシデントはなぜ起こったのか？」とブレークダウン(細分化)していきます。この方法のメリットは、分析から対策立案までを比較的簡単に行えること、学生の頃に書いた病態関連図ともなじみがいいこと、図表を用いることで先輩の指導を受けやすくなることが挙げられます。

＊**分析方法**　「なぜなぜ分析(Root Cause Analysis: RCA: 根本原因分析)」とヒューマンファクターモデルを組み合わせ、簡略化したものです。より詳しく知りたい人は参考文献をご覧ください(➡p.137参照)。

振り返りのための参考事例：わかばさんの遅刻

　振り返りのための6つのステップを理解するには、事例をもとに学ぶのがいいでしょう。下記に紹介するのは、新人ナースわかばさんの事例です。テーマは「遅刻」。みなさんは心当たりはありませんか？　新人ナースにとって、意外とやりがちなミスです。

> **事例**　遅刻
>
> 　わかばさんは入職半年の新人ナースです。いつもがんばっていて、休日も勉強しているせいか、毎日疲れがとれません。
> 　ある日、寝ていると電話がかかってきました。ナンバーディスプレイを見ると、病棟からの電話です。あわてて電話を取ると、相手は同期のはるなさんでした。「わかばちゃん、今日夜勤よね？　大丈夫？　もう申し送り始まるよ？」
> 　びっくりして時計を見ると、すでに夕方4時前です。あわてて飛び起きて出勤しましたが、業務開始に20分遅刻してしまいました。
> 　昨日の日勤で患者さんが転倒して骨折してしまい、そのことが気になって、夜よく眠れず、「遅くまで転倒予防の本を読んでいたのがまずかったな・・・」と思いました。寝不足のため、ほんの少しだけ寝ようと思い携帯電話でアラームをかけて寝たのですが、サイレント設定のために、音が鳴りませんでした。

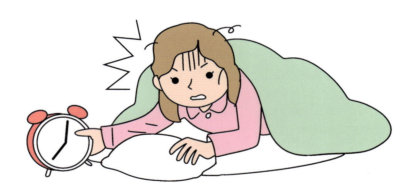

> わかばさんの遅刻のような事例は、インシデントの報告基準に該当しない施設がほとんどでしょう。でも、わかりやすい初歩的なミスなので、最初はこの事例に基づいて分析方法や自己分析レポートの書き方を紹介していきますね。

先輩ナース

ステップ1　要因を考えてみる

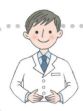

インシデントに関連すると考えられる要因をできるだけ多く挙げてみましょう。要因を挙げるポイントをここでは紹介します。

インシデントに至った要因を考えてみる

　ステップ1では、インシデントに至った要因をどんどん挙げていきます。
　このときに重要なのは、前述した「そのインシデントはなぜ起こったのか？」とブレークダウン（細分化）していく方法です。できるだけ、多くの要因を挙げてみましょう。

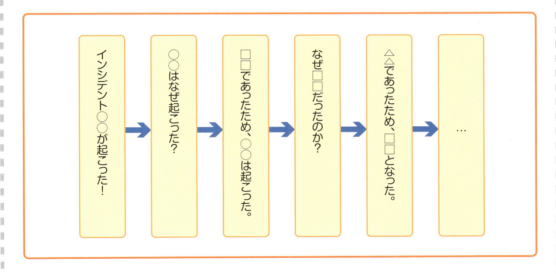

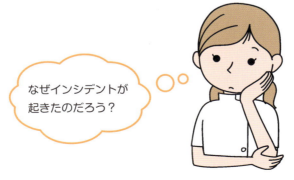

付箋を活用する

　インシデントに至った要因を書くときに、ぜひ活用してほしいのが付箋です。付箋にインシデントに至った要因を「一つずつ」書いてください。あとのステップで、それぞれの要因を並び替え、要因ごとの関連を検討するときに、とても便利なのです。

わかばさんの事例（遅刻）の要因

　本文58ページの事例（遅刻）について、わかばさんはインシデントの要因を考えてみました。

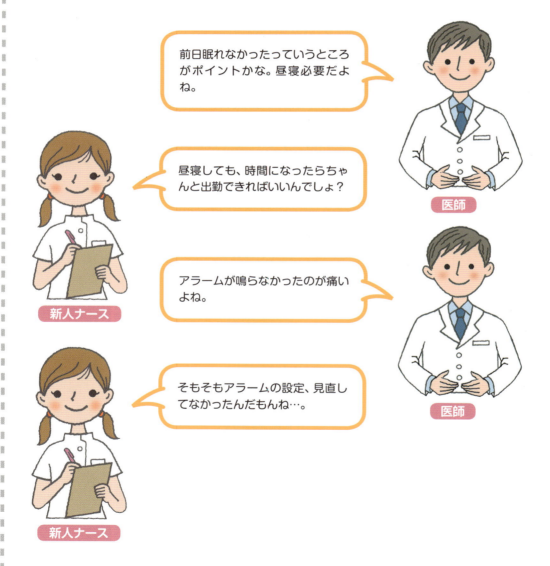

医師：前日眠れなかったっていうところがポイントかな。昼寝必要だよね。

新人ナース：昼寝しても、時間になったらちゃんと出勤できればいいんでしょ？

医師：アラームが鳴らなかったのが痛いよね。

新人ナース：そもそもアラームの設定、見直してなかったんだもんね…。

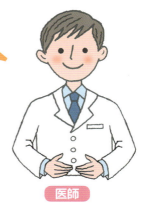

それだけ疲れてたってことじゃない？
患者さんの転倒、気になってたんだもんねえ。

医師

そうだね…。とりあえず、いま出た「要因」を一つひとつ付箋に書くね。

新人ナース

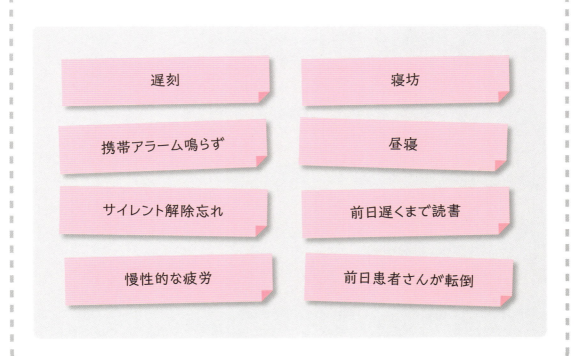

ステップ2　連関図を書く

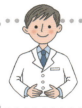

ステップ1でたくさん要因を挙げましたが、この章では、それぞれの関連性を探っていきます。そのために有用なのが「連関図」です。連関図を用いた要因の整理方法について解説します。

連関図とは

結果に様々な要因が複雑に関係している場合に、それらの相互関係を図示したものを**連関図**といいます。連関図は、結果、つまりインシデントを発生させた要因をもれなく明らかにするのに役立ちます。

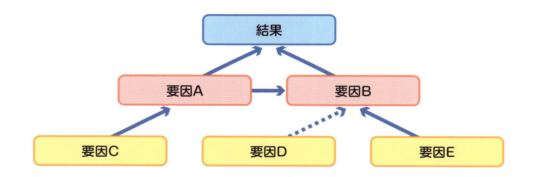

連関図を書くポイント

連関図を書くときのポイントは3つです。まず、一番上に問題となったインシデントを記載します。続いて、「インシデントはなぜ起こったのか」と要因をブレークダウンしてあげ、記載していきます。事実ベースのものは実線で、推測したことは点線でそれぞれの要因をつなげます。

① 1番上に問題となった出来事（インシデント）を書く。
② ①の下に続けて上の段のできごとを引き起こした要因を書く。
③ 事実ベースのものは実線で、推測したことは点線でそれぞれの要因を繋げる。

わかばさんの事例（遅刻）では

わかばさんは、本文58ページの事例（遅刻）をもとに、要因を付箋で記載していましたね（➡p.61参照）。付箋を並び替えてみましょう。一番上にくるのは、今回のインシデント「遅刻」ですね。次に「遅刻はなぜ起こったのか？」を考え、下にくる要因を順々に当てはめてみましょう。

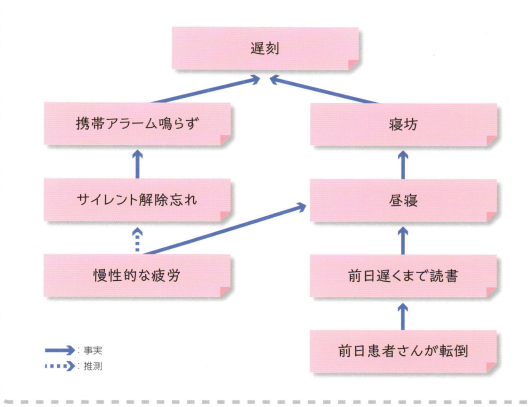

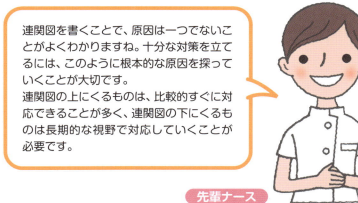

連関図を書くことで、原因は一つでないことがよくわかりますね。十分な対策を立てるには、このように根本的な原因を探っていくことが大切です。
連関図の上にくるものは、比較的すぐに対応できることが多く、連関図の下にくるものは長期的な視野で対応していくことが必要です。

先輩ナース

ステップ3　当事者要因、環境要因、患者要因に分ける

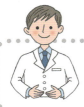

連関図が書けたら、次は要因をさらに整理します。具体的には「当事者要因」、「環境要因」、「患者要因」に分けていきます。

✚ 要因を「当事者要因」「環境要因」「患者要因」に分ける

付箋を並べて連関図が書けたら、一度ノートに書き写すか、写真を撮っておきましょう。

ここでは、要因が当事者によるものか（**当事者要因**）、病院や勤務施設の環境によるものか（**環境要因**）、患者さんによるものか（**患者要因**）のどれに当てはまるのかを考えます。そして、各要因の内訳は、連関図の順序に並べて（連関図で上にあるものは上に、下にあるものは下に）ノートに書き写しておきます。連関図の順序は、対策の優先順位を考える際に大切です。

✚ わかばさんの事例（遅刻）の要因の分類

わかばさんの遅刻の例では、当事者要因として「昼寝」「サイレント解除忘れ」「前日遅くまで読書」「前日転倒した人がいて気になっていた」「慢性的な疲労」が、環境要因として「携帯アラームがならなかった」ことが当てはまりますね。一方で、患者要因として当てはまるものはなさそうです（転倒や自己管理薬に関するインシデントでは、患者要因も加えて書きます）。

	わかばさんの遅刻
当事者要因	・昼寝。 ・サイレント解除忘れ。 ・前日遅くまで読書。 ・前日転倒した人がいて気になっていた。 ・慢性的な疲労。
環境要因	・携帯アラーム鳴らず。
患者要因	ー

ステップ4
対策のアイデアを出す

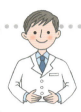

ステップ4では、ステップ3をもとに対策のアイデアを出していきます。ここでは、「実際にやるか・やれるか」にこだわらずに、思いつくままどんどん対策の案を出していきましょう。

✚ 対策のアイデアを出す

前ページで挙げた当事者要因、環境要因に対応する対策のアイデアをどんどん挙げていきます。ここでのポイントは、「実際にできるかどうか」や「インシデント再発予防に本当に効果があるのか」は考えず、思いつくままにアイデアを書き出します。対策のアイデアは次のステップで精査するからです。

✚ わかばさんの事例（遅刻）の対策のアイデア

わかばさんの遅刻の事例では、昼寝をしたために寝坊をしてしまいましたね。例えば、「昼寝をやめる」なんていうのも対策のアイデアとしてアリなわけです。携帯アラームのサイレント設定の解除を忘れたのなら、どうすれば忘れないのか、なども対策として挙げることは可能です。

	わかばさんの遅刻	対策の方向性
当事者要因	・昼寝。 ・サイレント解除忘れ。 ・前日遅くまで読書。 ・前日転倒した人がいて気になっていた。 ・慢性的な疲労。	➡昼寝をやめる。 ➡サイレントを確実に解除する。 ➡終了時間を決めてから読書する。 ➡転倒のケアを丁寧に行う。 ➡疲労をなくす。
環境要因	・携帯アラーム鳴らず。	➡携帯以外のアラームを設定する習慣をつける。 ➡携帯のアラームが鳴らなくても出勤時間に気づけるように工夫する（友人とラインをしあう、など）。

ステップ5 「やれそうか」「効果があるか」を見極める

ステップ5では、ステップ4で出した対策のアイデアを吟味します。ステップ4では思いつくままに対策のアイデアを出しましたが、ステップ5では「実際にやれそうか」そして「実際に効果がありそうか」を見極めます。

今回行う対策を決める

ステップ4で挙げた対策のアイディアから、「実際にやれそうか」そして「実際に効果がありそうか」を判断します。「実際にやれそうか」については、例えば、とてもいいアイデアであっても、時間や人手、お金が現実的ではないほどかかる場合などは実現できませんよね。そして「実際に効果がありそうか」については、その対策を行ったとして、インシデント再発予防に関係しなさそうな場合は、やはり対策としてよいものではありません。

わかばさんの事例（遅刻）の対策の採否

わかばさんの事例では昼寝がインシデントの要因の一つであり、「昼寝をやめる」という対策の方向性を考えたわけですね。しかし、「慢性的な疲労」が要因の一つに挙がっていますし、疲労回復に昼寝は必要と考えられるため、「昼寝をやめる」は"却下"ということに。「サイレントを確実に解除する」「終了時間を決めてから読書する」が、実現でき、対策として効果が期待できるとして採用と判断されました。ここで却下とは「やらない」という意味ではなく、「今回の対策としてはやらない」という意味なので注意してください。

ここで却下としても、後日改めて検討して採用することもあります。

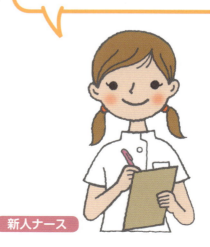

新人ナース

	わかばさんの遅刻	対策の方向性	採否
当事者要因	・昼寝。	➡昼寝をやめる。	今回は却下。昼寝は疲労回復のために必要。
	・サイレント解除忘れ。	➡サイレントを確実に解除する。	採用。
	・前日遅くまで読書。	➡終了時間を決めてから読書する。	採用。
	・前日転倒した人がいて…。	➡転倒のケアを丁寧に行う。	却下。直接の原因とは言えない。
	・慢性的な疲労。	➡疲労をなくす。	今回は却下。重要だがすぐには無理。
環境要因	・携帯アラーム鳴らず。	➡携帯以外のアラームを設定する習慣をつける。 ➡携帯のアラームが鳴らなくても出勤時間に気づけるように工夫する（友人とラインをしあう等）。	採用。

よりよいケアのためにルールを破ろう（Braking the rule for better care）

　IHI（Institute of healthcare improvement：米国医療の質改善研究所）が中心となって、Breaking the Rules for Better Care〜よりよいケアのためにルールを破ろう〜というキャンペーンが行われています。ルールを守る、というのは、医療安全推進のための基本中の基本ですが、一体どういうことなのでしょうか。

　ルールが定められる過程では、ルールを守ることで得られる効果や価値が重視されていました。ところが、ルールとして運用されているうちに、それらの効果や価値が得られているかどうかに関わらず、「ルールを守る」という価値が生まれてしまう、という弊害が生じます。ルールを守ることで期待した効果や価値が得られていればよいのですが、そうでなくなった場合、形骸化したルールを守ることばかりに重点が置かれると、本来あるべきケアを阻害してしまいます。例えば、転倒スコアを重視するあまり、歩ける人を車椅子移動にしてしまうような場合が挙げられます。

　そこで、IHIでは、Breaking the Rules for Better Care〜より良いケアのためにルールを破ろう〜というキャンペーンを行って、全米から形骸化したルール、より良いケアを阻害するルールを集めるという活動を行いました。ルールは、ただ守ればよいのではなく、ルールが存在する意味や、守ることで得られる効果と価値を日頃から考えることが重要ですね。

ステップ6
具体的な計画を立てる

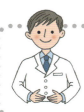

ステップ6では、ステップ5で選んだ対策を具体的な計画にまとめるステップです。計画を立てるのは苦手だという人もいるかもしれませんね。ここでは、具体的な計画を立てるポイントを紹介します。

具体的な計画を立てるポイント

ステップ6では、ステップ5で選定した対策を、具体的な計画にまとめていきます。

計画を立てる際に、大切な視点は「(1) 対策を短期的対策・長期的対策に分ける」、「(2) 誰が、いつ、どのように行うか」、「(3) 対策の評価」の3つです。

(1) 対策を短期的対策・長期的対策に分ける：
　すぐに行う対策、じっくり時間をかけて行う対策の2つに分ける、という意味です。計画を立てる上で、時間軸は大切な視点です。時間軸のない計画は、成功する可能性は低くなるからです。

(2) 誰が、いつ、どのように行うか：
　対策が漠然としていては実行できません。具体的に、「誰が」、「いつ」、「どのように行うか」を計画に含めるということです。

(3) 対策の評価：
　最後は、対策の評価です。いくら対策を行ったとしても「インシデント再発防止に効果があったのかわからない」ではとてももったいないです。対策は評価とセットにして実施すべきです。どのように評価を行うか、そして、いつ評価を行うかまで計画に入れてみましょう。

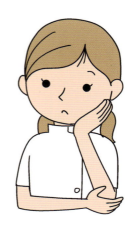

わかばさんの事例（遅刻）の具体的計画

　前述のポイントを踏まえて、わかばさんの遅刻の事例から、下記のように具体的計画を立ててみました。

　まず、短期的対策は、「サイレントを確実に解除する」と「終了時間を決めてから読書をする」ですね。たしかにこれならすぐにできそうですね。当事者の要因に関係する対策は、すぐに実行できるものが多いです。さらに「サイレントを確実に解除する」では、確実にできるよう、指さし・声出しなどの具体的な確認手順と、確認手順をベッドや枕元に貼っておく、などを具体的な対策方法として記載しています（たしかにこれならできそうだ）。

　長期的対策は、「慢性的な疲労をなくす」を挙げています。たしか、ステップ5で「今回は却下。重要だがすぐには無理」と判断したものです。しかし、実施可能な方法として、わかばさんは「リフレッシュの方法についても関連する本を読み、取り入れていく」を挙げました。これなら実行はできそうですね。

　評価については、「遅刻した日から3か月後、遅刻が起こっていないかどうかを確認する」を挙げています。遅刻がインシデントですから、インシデントが起こらなかったことを評価項目にしたということです。

---

a. 短期的対策：

- サイレントを確実に解除する。
  昼寝をする際のアラーム設定は、指さし・声出しをして、設定時間とサイレントモード介助を必ず確認する。また、そのことが徹底できるよう、ベッドの枕元とトイレに確認手順を書いた紙を貼っておく。
- 終了時間を決めてから読書する。
  夜21時を過ぎたら、読書はやめる。読書を始めるときには、あらかじめ時間を決め、アラームを鳴らす。そのことを忘れないように、表紙に注意書きを書いた付箋を貼っておく。

b. 長期的対策：

- 慢性的な疲労をなくす。
  リフレッシュの方法についても関連する本を読んで、良い方法があれば取り入れていきたい。

c. 評価：

- 遅刻した日から3か月後、遅刻が起こっていないかどうかを確認する。

評価日までに再発がなければ、この計画が正解だということですね。自分をほめてあげましょう。もし再発があれば、分析のどこかが足りないか、対策を見直す必要があるということになります。

先輩ナース

要因・対策のアイデアが出ないときは？

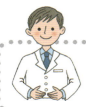

慣れないうちは、要因・対策がなかなか思いつかないかもしれません。ここでは、そのようなときに、どう考えればいいかのヒントを紹介します。

✚ 要因・対策のアイデアを出すときのポイント

もし、インシデントの要因やその対策がなかなか思いつかない場合は、どうしたらよいのでしょうか。考えれば、かならず要因と対策は挙げることができます。以下のポイントを参考に考えてみましょう。

(1)「忙しいし、たぶん大丈夫」という見込みの甘さ

インシデントがあったとき、「忙しいし、たぶん大丈夫」と早急に甘い思い込みをしてしまったことはありませんか？

「安全」と「早く業務を終わること」のそれぞれに、どんな価値があるか、ノートに書きだして比較してみましょう。例えば、勤める病院で、このインシデントに関するルールがあるなら、なぜこのルールができたのかを、先輩に尋ねたり、調べたりしてください。

(2) 単純に忘れてしまった

単純に忘れてしまうことは、だれにでもあることだと思います。このようなときの対策に挙げられるものは、「忘れないようにするしくみ」「忘れたときに思い出させるしくみ」です。例えば下記などです。

・作業を後回しにするときは、アラームやメモだけでなく、声に出して内容を確認する
・患者さんの予定はシフトのはじめに患者さんに共有し、声をかけてもらえるようにしておく
・大事なことは責任者にやることを宣言してから始める
・作業を中断した場合は最初から確認作業をやり直す

(3) いつもと違う状況だったが、いつもどおりの行動をしてしまった

つい忙しいと、いつもと違う状況にも関わらず、気がつかずにスルーしてしまう、なんてことがあるかもしれません。いつもと違う状況を「不自然だな」「心配だな」と気がつかなかったのはなぜでしょう？　ここに、要因や対策を考えるヒントが隠れています。

・処置の前・準備の前に一つ深呼吸をして、処置・準備の目的を考えてから行う
・いつも・ふつうのやり方をまず覚えて、「いつもと違う状況」に気づきやすくする
・薬剤の6Rについて、指さし呼称のやり方を練習し、実践する
・今回のインシデントを「意識的な確認を行うべき場面」として覚えておく

> 新人で多いのはこういうミス。自分や他人のミスから学んでいけば、だんだん減っていくよ。一例一例を丁寧に振り返りましょう。

先輩ナース

5 インシデントの振り返り方

6ステップをうまく使いこなす

発生したインシデントから始めて「なぜなぜ」と要因を書き出したら、要因➡結果の関係で連関図に整理してみる。これで漏れなく要因を見つけ出せる。

見つけ出した要因を当事者、環境、患者の3つの視点で分けてみたら、やれそうかどうか気にせずにたくさんの対策を書きだして、それから見極める。

一人でもできるし、仲間と取り組むと新しい発見がありそう。

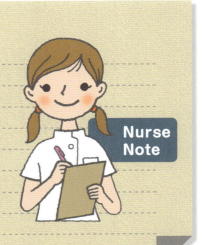

Nurse Note

71

インシデントの振り返りワークシート・1/3

ステップ1
・要因を書き出してみましょう。
（付箋を活用する場合には、ワークシートに貼り付けます）

記入例）
● 患者さんの筋力低下。
● 自分（新人ナース）が業務に不慣れだった…。
● シャワー浴の際にモニターをオフにした。
● 患者さんがモニターの重要性を理解していない。

ステップ2
・連関図を書いてみましょう。
・一番上に、最終的に起こった問題（インシデント）を書きましょう。

最終的に起こった問題

記入例）
患者さんがモニター未装着だった。

シャワー浴でモニターをオフにした。

※巻末に記入用のシートを用意しました。ご利用ください。

インシデントの振り返りワークシート・2/3

ステップ3〜5
・インシデント要因と対策、対策の採否をまとめてみましょう

	インシデントの要因	対策の方向性	対策の採否
当事者要因	記入例） ●自分（新人ナース）が業務に不慣れだった…。	記入例） ●病棟のマニュアルを見て、手順を復習する。	記入例） 採用
環境要因	記入例） ●シャワー浴の際にモニターをオフにした。	記入例） ●シャワー浴をしない。 ●モニターをつけたままシャワー浴をする。	記入例） 不採用 不採用
患者要因	記入例） ●患者さんがモニターの重要性を理解していない。	記入例） ●患者さんとモニターの重要性について事前に話し合う。	記入例） 採用

インシデントの振り返りワークシート・3/3

ステップ6
・具体的な行動計画を「短期的対策・長期的対策」に分けて考えてみましょう。
・対策をいつ、どのように行うかを書きましょう。
・実施した対策をいつ、どのように評価するかを書きましょう。

a. 短期的対策

記入例）

●モニターの一時的な脱着について

入浴や検査などでモニターを外す際には、『要再装着！』と書いた札をオーバーテーブルに置いてから送り出す。

モニターを外す際には、モニターの重要性を再確認しながら行う。

b. 長期的対策

記入例）

●患者さんへの情報共有について

術後は折に触れてモニターの重要性を患者さんとよく話し合う。

c. 評価

記入例）

インシデントの発生日から6ヶ月後までに、モニターの付け忘れが発生しない。

chapter 6

事例から学ぼう（1）
転倒・転落に関するインシデント

転倒・転落の事例をもとに、
初期対応や分析の仕方を学びましょう。
また、歩行を支援する際の
ピットフォール（落とし穴）を知っておきましょう。

転倒が起きたらまずどうする？

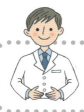

ここでは、転倒インシデントが発生したときの初期対応を確認していきます。

転倒・転落の事例

転倒が発生したら慌ててしまってどうしたらいいか頭が真っ白になってしまいますよね。以下は高齢の患者さん（鈴木さん）が転倒した事例です。

この事例をもとに、インシデント発生時の対応の流れをおさらいしながら、転倒時に特に注意する点について確認していきましょう。

> **事例** 転倒・転落
>
> 　わかばさんは、脳梗塞の治療中の鈴木さん（72歳）にナースコールで呼ばれ、車椅子トイレへの介助をすることになりました。
>
> 　先輩ナースのみどりさんから、「鈴木さんは、一人で立ち上がれるけど、立ち上がりのときにふらつくから転倒に気をつけてね」とアドバイスを受け、鈴木さんのトイレ介助に向かいました。車椅子で鈴木さんをトイレに連れて行き座るのを介助しました。次に、鈴木さんにナースコールを手渡し「終わったら押してくださいね。」と伝えて、車椅子を個室の外に置き、トイレを離れました。1〜2分してわかばさんがトイレに戻ってみると、まだ患者さんが用を足している様子だったので、あとで来ることにしました。
>
> 　しばらくすると、みどり先輩から呼ばれ、鈴木さんがトイレで倒れていたことを知らされました。鈴木さんの話では、用を足した後、ズボンをはいてからナースコールを押そうと思い、立ち上がろうとしたところ、バランスを崩してしまったということです。
>
> 　鈴木さんは左側の手足が上手に動かせません。右手でズボンを持ち上げながら立ち上がろうとしたことが転倒の直接の原因でした。
>
> 　幸い目立った外傷はなく、主治医に報告してCT撮影をすることになりました。

インシデントの発見

発見時の初期対応で重要なものの一つは、患者さんへの声かけです。

> 患者さんの転倒を発見したみどり先輩は、まず患者さんに声かけをしました。

ワンポイント

声かけをすることで、患者さんに看護師が来たことを知らせることができると同時に、転倒している鈴木さんの意識レベルを確認できます。転倒している原因は、ふらついたりつまずいたりする運動器の問題だけでなく、内因性疾患による意識レベルの低下などもあり得ます

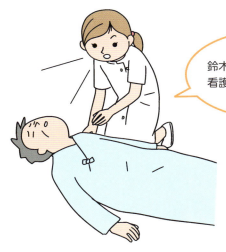

鈴木さん、わかりますか？
看護師のみどりです。

> 鈴木さんから返答があり、ズボンをはいてからナースコールを押そうとしてバランスを崩したことがわかりました。

同僚や先輩への発生報告

初期対応後は同僚ナースや先輩ナースに直ちに発生報告をします。

> みどり先輩は、トイレ内のナースコールを押し、同僚の応援を呼びました。
> やってきた同僚ナースに、鈴木さんの転倒発生を報告します。このときに重要なのが前述の**SBAR**に準じて報告することです（➡p.31参照）。

ワンポイント

転倒している患者さんに気を取られがちですが、応援要請を早くできると、その後の対応もスムーズになります。応援要請するときは、患者さんから離れないためにナースコールを活用するといいでしょう。SBARを活用すると、短い時間で的確な情報共有ができます。

S（状況・状態）：鈴木さんがトイレ内で転倒していました。
B（背景・経過）：ズボンをはこうと立ち上がって転倒したようです。
A（評価）　　　：意識レベルには問題がなく、これから痛む場所を確認します。
R（依頼・要請）：リーダーに報告後、車椅子に移乗するためのサポートをお願いします。

対応の役割分担と対応

みどり先輩から状況を聞いた同僚ナースはリーダーに報告に行きます。この間に、現場にいるナースの役割は、患者さんの状態の詳細な把握です。みどり先輩は患者さんの打撲部位の確認を始めました。痛む場所を聞き取りながら、視診と触診を行います。幸い、鈴木さんは臀部の辺りに軽い痛みの訴えを認めたほかに打撲の部位は認められませんでした。

ワンポイント

明確な役割分担が行われていないとしても、患者さんの一番近くにいるナースの役割は、患者さんの安全確保に尽きます。患者さんの安全確保を引き継ぐ人が現れるまでは、患者さんに付き添いましょう。今回の場合、鈴木さんが転倒していた様子をよく観察し、患者さんの協力も得ながら打撲部位を確認していくことが必要です。患者さん自身、転倒したときの様子が必ずしもわかっているわけではないので、触診も併用して、腫脹がないかなども慎重に確認しましょう。

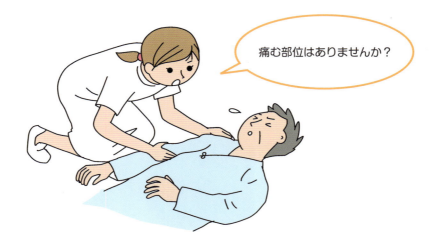

痛む部位はありませんか？

車椅子への移乗は冷静に判断する

リーダーに報告に行った同僚ナースが、リーダーを連れて戻ってきたので、患者さんの打撲の状況を共有してから、同僚ナースと2人介助で患者さんの車椅子への移乗を行いました。
リーダーの指示で、みどり先輩が患者さんをベッドにお連れすることになり、同僚ナースは患者さんの担当医に転倒を報告して指示を仰ぐことにしました。

ワンポイント

転倒を発見した場合には慌ててしまい、車椅子やベッドに患者さんを戻すことを優先しがちです。慌てて移乗してしまうと、転倒状況がわからなくなるばかりか、無理な移乗で患者さんをより危険な状態に陥れる可能性もあります。したがって、まずは移乗して差し支えない状況かどうかを患者さんを見ながら判断し、移乗に必要な人員を確保してから行うことが大切です。移乗に関する詳細は、次チャプターで解説します（➡p.97参照）。

転倒時に緊急を要する注意ポイント

転倒時に緊急を要する注意ポイントとして以下が挙げられます。

1. 心筋梗塞、脳梗塞、肺塞栓など突発の疾病発症による転倒
   意識レベル低下の持続、脳圧亢進による嘔吐、頭痛や胸痛、バイタル異常
2. 打撲部位ごとのポイント
   頭部：意識レベル低下、瞳孔反射異常と偏視、従命動作不能、嘔吐
   頸部：強い後頸部痛、上下肢のしびれや麻痺
   上肢：肩挙上不能、肢位の異常、打撲部位の腫脹
   体幹：腹痛、背部痛、反跳痛、筋性防御、叩打痛、立位不能
   下肢：股関節の屈曲と内外旋不能、肢位の異常、打撲部位の腫脹

患者さんと家族への情報共有

医師の指示でCT撮影の予定となり、検査が実施されました。幸い、明らかな骨折はなく、経過観察となりました。続く対応で重要なのは、患者さん本人とご家族への説明です。みどり先輩は、患者さんに説明し、ご家族にも電話で転倒したことと幸い骨折がなかったことを伝えました（➡ p.36～39参照）。

ワンポイント

患者さんと、その場にいなくて状況が見えていないご家族に対しては、できるだけ早く情報共有することで、過度な不安と、隠蔽との誤解を避けられます。今回のケースでは、転倒後にスムーズに検査が行われたので、検査結果も含めてご家族に連絡していますが、先に転倒した事実のみを伝え、追って検査結果などを伝えることもあり得ます。

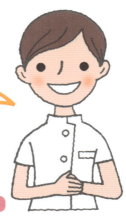

電話対応など、ご家族への対応では、先輩や師長の力も借りて、事案対処を一人で抱え込まないようにするといいですね。

先輩ナース

転倒を防止する方法には何がある？

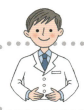

ここでは、転倒インシデントを防止するために用いられている方法について解説します。

転倒リスク評価

患者さんの転倒リスク（危険性）の高さを知っておくことは、対策を考える上でも重要です。転倒しやすさに関連する主な要因として、下記の6つが挙げられています。

これらの要因に関して、調査票を用いた評価により転倒リスクを明らかにしていきます。下記の要因がある場合には、転倒リスクが高いと考えられ、注意が必要です。

評価の方法や内容は病院ごとに異なりますので、自院の取り組みも確認してみてください。

主な転倒リスク要因＊
- 易転倒性
- 身体機能（筋力、下肢筋力、バランス能力、歩行能力、昇降能力、起居能力、上肢機能、歩容）
- 疾病・身体症状（めまい・失神、服薬、認知・視聴力、脳血管疾患、関節・骨疾患、代謝系疾患）
- 行動・性格（不活動性、トイレ行動、転倒不安、危険行動）
- 環境（周辺環境、着衣）
- 転倒経験

＊**主な転倒リスク要因**　参考：佐藤進ら、転倒リスクプロファイル評価法の提案と地域高齢者の転倒リスク測定．体育測定評価研究11巻、49－55頁、2011

転倒インシデント防止対策

リスクが高い場合にとるべき転倒インシデント防止対策には、2つの方法「(1) 転倒の発生を抑制する対策」と「(2) 転倒後の被害を最小限化する対策」があります。

(1) 転倒の発生を抑制する対策（フェイル・セーフ）

転倒要因を取り除き、転倒を未然に防止する対策です。

例えば、スリッパなどの使用を禁止する（環境）、ふらつきが起きやすい睡眠薬の使用を中止する（服薬）、リハビリなどで筋力を強化する（身体機能）などのほか、転倒が起こりそうな状況を感知する各種センサー類の使用などがあります。

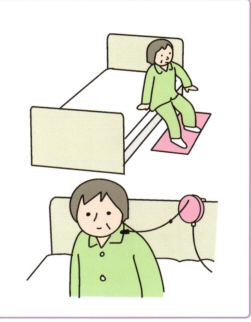

フェイル・セーフの例

臨床現場で用いられているセンサー類

・離床センサー
　ベッドで体圧変化を感知するもの、クリップ式で患者さんの動きを感知するもの、マット式で踏むと感知するものなど、様々な種類があります。

・ドアセンサー
　ドアノブに触れると感知するもの、ドアが開くと感知するものなど、様々な種類があります。

・監視カメラ
　カメラで患者さんの動きを監視する方法です。プライバシーの侵害の程度が強いため、使用に際しては十分な説明と同意が不可欠です。

(2) 転倒後の被害を最小限化する対策（フール・プルーフ）

転倒を完全に防止することは不可能なので、転倒が発生してしまうことを前提に被害を最小限にする対策を講じることも、転倒インシデント防止のために重要です。

フール・プルーフの例

・ベッドの高さを低くする
・床にクッション性の高いマットを敷く
・骨折予防サポーターを着用する　等

転倒リスク評価に基づき、転倒リスクが高いと判断された場合には、各種の転倒インシデント防止対策を組み合わせて実施していくことが、転倒防止のために重要です。

インシデント報告書を書きましょう

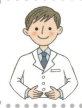

患者さんの対応と、先輩・上司への口頭報告が一段落したようですね。ここからは、事例を分析して振り返りレポートを作成するまでの流れを見ていきましょう。事例分析と振り返りレポート作成の中で、インシデント報告の例も紹介します。

わかばさんのインシデントレポート

わかばさんは、インシデント報告書の下書きを提出しました。それを読んだ先輩ナースのみどりさんと師長のもみじさんは紛糾しているようです。まずはわかばさんの書いたインシデントレポートを読んでみてください。

> **わかばさんの書いたインシデントレポート**
> 先輩に言われてトイレ介助をしたけれど、患者さんがナースコールを押す前に立ち上がって転んでしまって、そのことをあとから先輩に言われました。

うーん。一つの文章の中で2つの主語があって読みにくいですね。どうして転んでしまったのか、ちゃんとわかって書いているのかしら。

先輩ナース

「何が起きたか」を文章にするためには、慣れが必要ですね。
振り返りをする中で、インシデント報告書の文面も見直しましょう。

ベテランナース

先輩たちから見ると、わかばさんのインシデント報告書は、書くべき内容が不足しているようです。本文47ページのインシデントの書き方を読んで、何が足りなかったのかを考えてみましょう。

この事例のインシデント報告書の例は、本文91ページ掲載の振り返りレポート「概要」部分を参照してください。

column 転倒予防体操

　下肢の筋力強化は、転倒予防効果があります。また、負荷が重くない運動やストレッチでも、身体のバランスを改善して転倒の予防が期待できるため、入院患者さんにもおすすめです。Sherringtonらの調査により運動によって転倒率を17％下げることが明らかになっています＊。とりわけ総時間が50時間以上の運動と、できる限り手を使わないような挑戦的なバランス練習を組み合わせることで、転倒率を42％まで下げることができるとされていますが、このような運動は、高齢者の方や入院中の方では実施が難しいので、負担が過度にならない運動やストレッチ、バランス訓練を行うことで、転倒の予防が期待されます。

　なかでも**ロコトレ**（ロコモーショントレーニング）は、手ごろな運動としておすすめです。バランス能力をつける「片脚立ち」、下肢筋力をつける「スクワット」のほか、「ヒールレイズ（ふくらはぎの筋力をつけるつま先立ち）」「フロントランジ（下肢の柔軟性、バランス能力、筋力を鍛える大股踏み出し運動）」などがあります。詳しくはロコモ　チャレンジ！　HP（www.locomo-joa.jp）を参照してください。

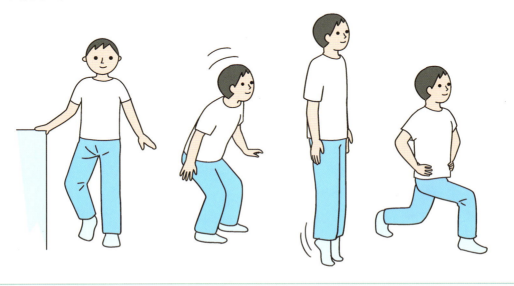

＊…なっています　伊藤直樹, 佐藤健二, 尾崎健一ほか.【高齢者の転倒】臨床に役立つQ＆A　ロボットバランス運動で転倒予防はできますか？ Geriatric medicine 55巻9号, 1017－1020頁, 2017

ステップ1　要因を考えてみる

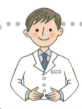

事例内容を見て、患者さんの転倒が起きた背景をたくさん書き出してみましょう。付箋などに書いておくと、インシデント報告書や連関図を書く際に、自在に並べ替えることができます。

背景要因

わかばさんは要因として以下を挙げてみました。

> **インシデントの要因**
> - 鈴木さんは立ち上がりのときにバランスを崩しやすかった。
> - 鈴木さんはズボンをはいてからナースコールを押したかった。
> - わかばさんは鈴木さんのトイレ介助に慣れていなかった。
> - わかばさんは鈴木さんを置いてその場を離れた。
> - わかばさんは、"転倒に気をつけてね"という先輩の言葉が具体的にどんな行動を指示したものかがわからなかった。

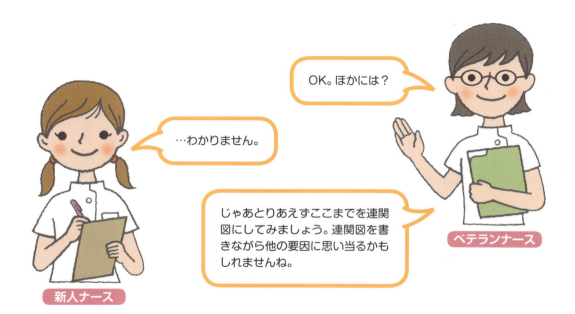

ステップ2　連関図を書く

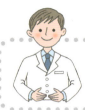

ステップ1で出したいろいろな要因を、線でつないで連関図を作りましょう。

わかばさんが書いた連関図

新人ナースのわかばさんは、連関図を書いてみました。何が不足しているかわかりますか？

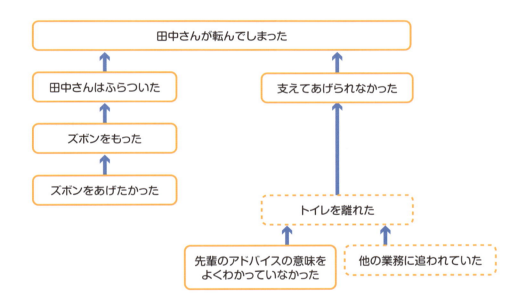

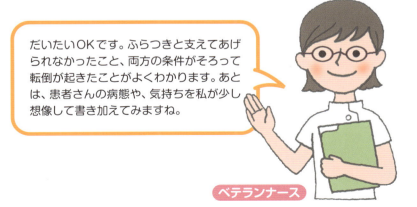

だいたいOKです。ふらつきと支えてあげられなかったこと、両方の条件がそろって転倒が起きたことがよくわかります。あとは、患者さんの病態や、気持ちを私が少し想像して書き加えてみますね。

ベテランナース

6　事例から学ぼう（1）転倒・転落に関するインシデント

師長さんの書いた連関図

聞き取りをもとに、師長のもみじさんは連関図を手直ししました。

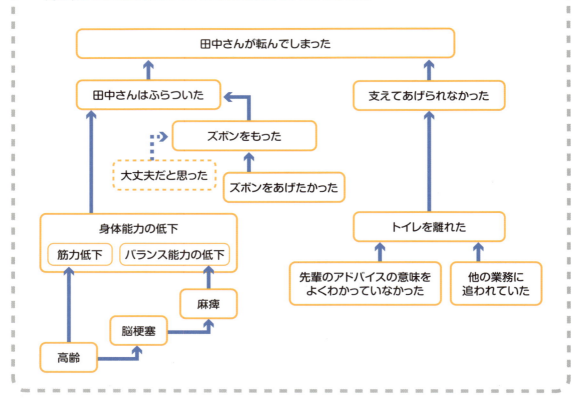

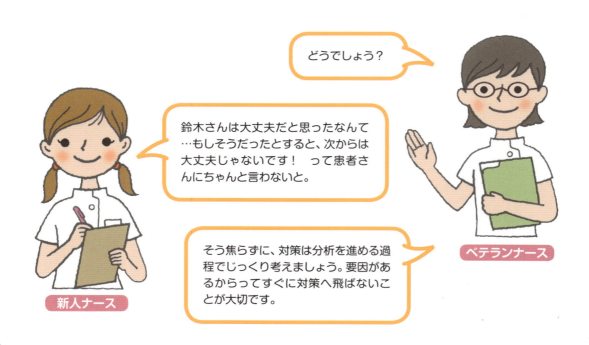

ステップ3 当事者要因、環境要因、患者要因に分ける

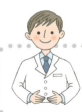

連関図が書けたら、今度は要因を分別して表を埋めていきます。

要因を表に整理しよう

まずは要因を当事者要因、環境要因、患者要因に分類します。この事例では環境要因はないようです。

	この事例の場合
当事者要因	・トイレを離れたために支えてあげられなかった。 ・先輩のアドバイス（『注意して』）の意味がわかっていなかった。 ・ふだんナースコールを使えているので大丈夫だと思った。 ・他の業務に追われていた。
環境要因	―
患者要因	・身体能力（筋力・バランス）の低下。 ・ズボンをあげたかった。 ・一人で立ち上がっても大丈夫だと思った。

新人ナース: あれ？ 環境要因が空欄になってしまいました。どうしたらいいですか？

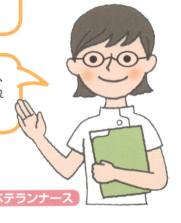

ベテランナース: 手すり、車椅子の位置、照明、段差など、転倒に関わる環境の要因が関わっていればそれを書き入れましょう。

ステップ4
対策のアイデアを考える

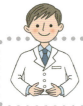

要因別にたくさんの対策のアイデアを考えましょう。このステップでは、現実的かどうかまでは考えなくて大丈夫。

対策のアイデアをできるだけたくさん出そう

続いて、対策のアイデアを出していきましょう。

	この事例の場合	対策の方向性
当事者要因	・トイレを離れたために支えてあげられなかった。 ・先輩のアドバイス（『注意して』）の意味がわかっていなかった。 ・他の業務に追われていた。 ・ふだんナースコールを使えているので大丈夫だと思った。	➡終わった気配を感じたらすぐに介助に入れるよう、トイレ介助のときは必ず外で待っておく。 ➡「注意して」と言われたら、「終わるまでその場で待った方がいいですか？」などと具体的に確認する。 ➡業務を減らす。 ➡油断しない。
患者要因	・ズボンをあげたかった。 ・一人で立ち上がっても大丈夫だと思った。 ・身体能力（筋力・バランス）の低下。	➡スカートをすすめる。 ➡大丈夫じゃないことを説明する。 ➡筋力・バランスアップのためにリハビリを強化する。

環境の要因は出なかったので、今回割愛しておきますね。

ベテランナース

88

ステップ5 「やれそうか」「効果があるか」を見極める

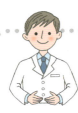

「やれそうもないけど、効果はありそう」「やれるけど、効果はあまりなさそう」「やれそうもないし、効果もなさそう」といった計画はここで不採用にします。

対策の採否を検討しよう

ステップ4で挙げた対策のアイデアについて、採否を検討します。

	この事例の場合	対策の方向性	採否
当事者要因	・トイレを離れたために支えてあげられなかった。	➡終わった気配を感じたらすぐに介助に入れるよう、トイレ介助のときは必ず外で待っておく。	不採用。必ずしも待っておく必要がない場合もある。
	・先輩のアドバイス（『注意して』）の意味がわかっていなかった。	➡「注意して」と言われたら、「終わるまでその場で待った方がいいですか？」などと具体的に確認する。	採用。
	・他の業務に追われていた。	➡業務を減らす。	不採用。減らせないこともある。
	・ふだんナースコールを使えているので大丈夫だと思った。	➡油断しない。	採用。
患者要因	・ズボンをあげたかった。	➡スカートをすすめる。	不採用。デザインによっては危険。
	・一人で立ち上がっても大丈夫だと思った。	➡大丈夫じゃないことを説明する。	採用。ただし言い方に注意が必要。
	・身体能力（筋力・バランス）の低下。	➡筋力・バランスアップのためにリハビリを強化する。	採用。カンファレンスで提案してみる。

6 事例から学ぼう（1）転倒・転落に関するインシデント

89

ステップ6
具体的な計画を立てる

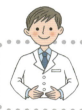

具体的な計画を立てましょう。短期的対策・長期的対策・評価時期を考えます。

 ### いつ、何を、どのようにするかを決めよう

　最後のステップは具体的な計画を立てることでしたね。短期的対策と長期的対策に分けて、さらに具体化します。また、評価時期についても言及します。

a. 短期的対策
- 先輩のアドバイスの意味がわかっていなかった。
  - ➡「注意しなさい」と言われたら、具体的に何をしたらいいかを考えて、先輩に確認する。
- 患者さんが一人で立ち上がっても大丈夫だと思った。
  - ➡トイレを離れるときには、トイレで立ち上がろうとする際、転倒が起こりやすいことを伝える。
- 普段ナースコールを使えているので大丈夫だと思った。
  - ➡1か月に一度はこのインシデントの振り返りレポートを見直して油断しないようにする。

b. 長期的対策
- 先輩のアドバイスの意味がわかっていなかった。
  - ➡同期に先輩役になってもらって、具体的な確認の仕方を練習をする。
- 患者さんが一人で立ち上がっても大丈夫だと思った。
  - ➡同期に患者役になってもらって、患者さんに「ナースコールを押したい」と思ってもらえるような伝え方の練習をする。
  - ➡落ち着いているときに一度、トイレの介助についてどう思っているか、患者さんの考えを傾聴した上で、改めてナースコールの重要性について伝える。
- 身体能力（筋力・バランス）の低下。
  - ➡リハビリの強化についてカンファレンスの際に相談してみる。

c. 評価
　インシデントの発生日から6か月間、受け持ちの患者さんの転倒が発生しない。

振り返りレポートを書こう

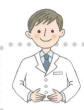

良い対策が立てられたら、ぜひレポートを書いて学習の記録を残しておきましょう。

振り返りレポートの例

こちらが完成した振り返りレポートです。

概要

　車椅子トイレに患者を連れていき、ナースコールを手渡して「終わったら押して下さいね」と伝えてその場を離れた。その数分後、先輩が倒れている患者を発見した。先輩からはトイレ介助の前に「立ち上がりのときにふらつくから転倒に気を付けてね」とアドバイスを受けていたが、その具体的な内容を確認しなかった。患者の話では、用を足したあと、ズボンをはいてからナースコールを押そうと思い、立ち上がろうとしたところ、バランスを崩してしまったとのこと。主治医に報告してCT撮影をすることになった。外傷はなかった。

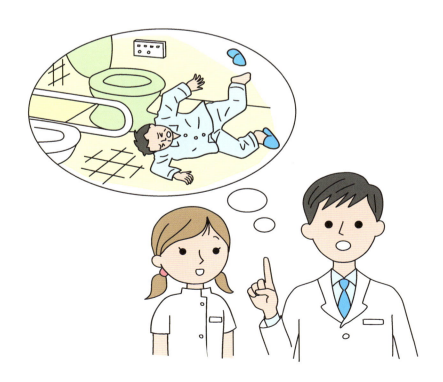

分析

　直接の原因は、患者が一人で立ち上がろうとした際に、そばに介助者がいなかったことである。

　あとから考えると、先輩に「転倒に気をつけてね」と言われたとき、気をつけるとは具体的に何をどうすることか聞いておけばよかったと思うが、当時の自分は、患者がふだんナースコールを適切に使えるので、「頻繁に見に行って、終わったら介助すればよい」と思ってしまった。また、患者の身体状況（高齢、脳卒中後）にも十分思い至ることができなかった。

　患者との教育的な関わりが十分でなかったことも、今回の転倒につながったと考えられる。

　これらを踏まえて、以下の対策を今後きちんと行い、再発のないようにする。

対策

a. 短期的対策

・先輩のアドバイスの意味がわかっていなかった。

　「注意しなさい」と言われたら、具体的に何をしたらいいかを考えて、先輩に確認する。

・患者さんが一人で立ち上がっても大丈夫だと思った。

　トイレを離れるときには、トイレで立ち上がろうとする際、転倒が起こりやすいことを伝える。

・普段ナースコールを使えているので大丈夫だと思った。

　1か月に一度はこのインシデントの振り返りレポートを見直して油断しないようにする。

b. 長期的対策

・先輩のアドバイスの意味がわかっていなかった。

　同期に先輩役になってもらって、具体的な確認の仕方を練習をする。

・患者さんが一人で立ち上がっても大丈夫だと思った。

　同期に患者役になってもらって、患者さんに「ナースコールを押したい」と思ってもらえるような伝え方の練習をする。

　落ち着いているときに一度、トイレの介助についてどう思っているか、患者さんの考えを傾聴したうえで、改めてナースコールの重要性について伝える。

・身体能力（筋力・バランス）の低下。

　リハビリの強化についてカンファレンスの際に相談してみる。

c. 評価

　インシデントの発生日から6か月間、受け持ちの患者さんの転倒が発生しない。

大丈夫と過信していたけど、看護師さんからの説明を聞いて転倒の危険性が理解できたよ。今度は見守ってもらいながら立ち上がりを練習しようと思う。

患者さん

転倒・転落に関する インシデントの例

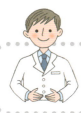

新人看護師が関与した転倒・転落のインシデントを知り、自分の実践を振り返ってみましょう。

新人看護師が関与した転倒・転落のインシデント

（公財）日本医療機能評価機構の「医療事故情報収集等事業平成26年年報」によれば、新人看護師の「療養上の世話」に関するインシデントでは、転倒・転落の報告が多いと指摘されています。新人看護師以外からの報告も同様の傾向があり、転倒・転落は、療養上の世話で重要な問題です。事例でご紹介した排泄中のほかに、移動中や就寝中などの報告もあります。状況別の事例と配慮すべきポイントを挙げます。

> **事例1**
> 患者から不眠の訴えがあり、トリアゾラム（0.25）1錠を手渡して患者は就寝した。未明に隣のベッドの患者からナースコールがあり駆けつけると、患者がベッドサイドで転倒していた。

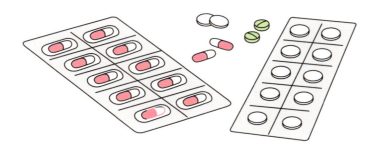

ポイント
睡眠薬の内服時には、転倒・転落リスクが高まるので、評価や注意が必要ですね。睡眠薬の種類によっても転倒・転落発生のしやすさが異なるので、転倒・転落の少ない内服薬を使用することで予防に期待ができます。

> **事例2**
> 　歩行が自立している患者が、病棟内のコインランドリーに向かっていたところ、両手に洗濯物を抱えた状態でバランスを崩し転倒した。患者は自分で持参したスリッパを着用していた。

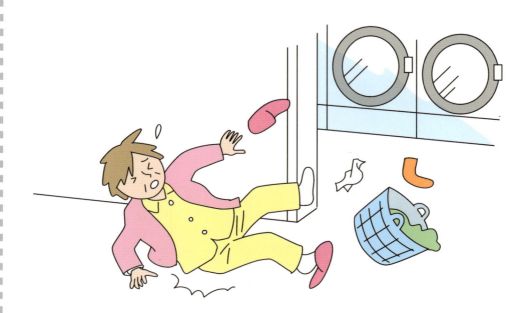

> **ポイント**
> 　転倒は、リスクが低い歩行が自立している患者でも発生します。特にスリッパなどの滑りやすい履物をはいていたり、両手が塞がるなどの状況があるときは要注意です。見かけたら必ず声掛けしましょう。

> **事例3**
> 　転倒転落アセスメントを行い、離床センサー設置の適応となった。そのため、離床センサーマットを設置する予定にしていた。しかしながら、他の業務に追われている間に失念し、センサーマットが設置されないままとなってしまい、ベッドサイドの転倒が発生してしまった。

> **ポイント**
> 　せっかくアセスメントが実施されたのに、対策が抜けてしまったのが残念ですね。アセスメントしたことで安心せずに、着実な対策の実行と定期的な見直しをシステム化することも重要です。

参考資料：転倒しやすい眠剤

ベンゾジアゼピン系睡眠薬は転倒・骨折リスクを高めるため注意が必要です。

> 高齢者の原発性不眠症に対しては非ベンゾジアゼピン系睡眠薬が推奨される。ベンゾジアゼピン系睡眠薬は転倒・骨折リスクを高めるため推奨されない。メラトニン受容体作動薬については転倒・骨折リスクに関するデータが乏しく推奨に至らなかった。高齢者では睡眠薬による不眠症の改善効果のエフェクトサイズに比較して、相対的に副作用のリスクが高いため、不眠の重症度、基礎疾患の有無や身体的コンディションなどを総合的に勘案して睡眠薬の処方を決定すべきである。
> 「睡眠薬の適正な使用と休薬のための診療ガイドライン」24頁より引用

▼ベンゾジアゼピン系睡眠薬*

作用時間	一般名	商品名	消失半減期[時間]	臨床用量[mg]
超短時間作用型	トリアゾラム	ハルシオン	2～4	0.125～0.5
短時間作用型	エチゾラム	デパス	6	1～3
	ブロチゾラム	レンドルミン	7	0.25～0.5
	リルマザホン	リスミー	10	1～2
	ロルメタゼパム	エバミール ロラメット	10	1～2
中間作用型	ニメタゼパム	エリミン	21	3～5
	フルニトラゼパム	ロヒプノール サイレース	24	0.5～2
	エスタゾラム	ユーロジン	24	1～4
	ニトラゼパム	ベンザリン ネルボン	28	5～10
長時間作用型	フルラゼパム	ダルメート	65	10～30
	ハロキサゾラム	ソメリン	85	5～10
	クアゼパム	ドラール	36	15～30

＊…系睡眠薬　http://www2s.biglobe.ne.jp/~yakujou/memo/bz_suimin.html 参照。

MEMO

chapter 7

事例から学ぼう（2）
移乗・移送に関するインシデント

移乗・移送の介助は、
日常的なケアとして不可欠ですが、
リスクも潜んでいます。
このチャプターでは、移乗・移送に関する
インシデントとその対策を紹介します。

移乗・移送に関するインシデント

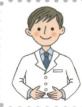

移乗・移送を必要とする患者さんは、重症度が高い場合が多く、転落やチューブ類トラブル（抜管や閉塞）が起こりやすい状態です。
まず事例にもとづいてインシデント報告から振り返りまでの流れを見ていきましょう。その次に、よくあるインシデントの例を紹介します。

✚ 移乗・移送に関するインシデントの例

ある日わかばさんから、インシデントの報告がありました。今回は、移乗や移送に関するものです。先輩ナースのみどりさんと、師長のもみじさんが、インシデントレポートを見ながら話し合っています。

> **事例の概要**
>
> 画像検査から帰ってきた車椅子の患者さんをベッドに移す際、患者さんの臀部が車椅子のひじ掛けに強打してしまいました。この患者さんは立ち上がりや立位が不安定だったので、車椅子からベッドに移動するときは2名以上の看護師で介助することになっていましたが、忙しそうな先輩たちに支援を依頼することができなかったので、一人で実施したことが直接の原因でした。

忙しそうだったから、先輩を呼べなかったのね。

先輩ナース

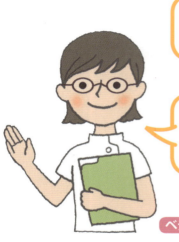

先輩を呼ばなかったことにもきっと理由があるでしょう。わかばさんから詳しい状況を聞いてみましょう。

ベテランナース

看護師長のもみじさんが詳しく状況を聞き取りしたところ、わかばさんの報告にはない、いろいろな背景が見えてきました。

> わかばさんは、画像検査から帰ってきた車椅子の鈴木さんのベッド移動介助をすることになりました。
> 鈴木さんは立ち上がりや立位が不安定で、体重がとても重いので、車椅子からベッドに移動するときは2名以上の看護師で介助することになっていました。
> しかし、辺りを見回すと先輩ナースは皆、とても忙しそうで、ベッド移動の介助を依頼するのが申し訳なく思えました。また、以前鈴木さんの移乗の際、先輩看護師が一人でしていたのを見かけていたので、頑張れば一人でできると思い、鈴木さんを力いっぱい持ちあげて移動にチャレンジしてみることにしました。めいっぱい持ち上げましたが、重すぎて支えきれず、鈴木さんのお尻を車椅子のひじ掛けに強くぶつけてしまいました。
> 主治医に連絡して念のためにレントゲンを撮りました。けがはありませんでしたが、その後わかばさんが移乗をしようとすると鈴木さんは顔をしかめて腕を払うようになってしまいました。

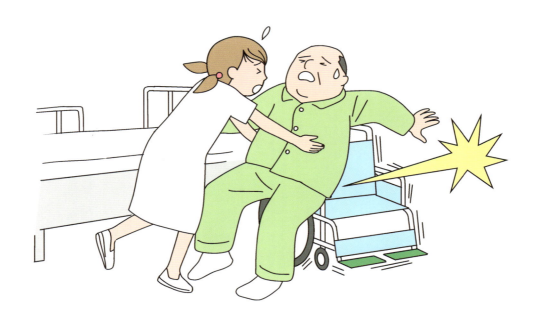

インシデントの振り返り：ステップ1、2

もみじさんからの聞き取りのあと、わかばさんはインシデントの振り返りをしました。

まずは、インシデントの要因を挙げてみました。

インシデントの要因
鈴木さんは立ち上がりや立位が不安定だった。
体重が重かった。
一人で実施した。
以前、先輩が一人でしていた。
一人でもできると思った。

インシデントの要因から連関図を描いてみました。

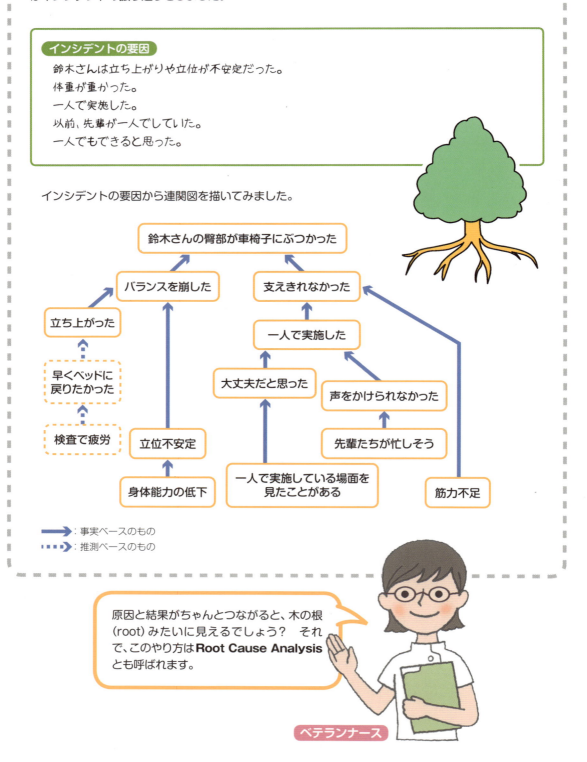

→ ：事実ベースのもの
┄→ ：推測ベースのもの

原因と結果がちゃんとつながると、木の根(root)みたいに見えるでしょう？　それで、このやり方は **Root Cause Analysis** とも呼ばれます。

ベテランナース

インシデントの振り返り：ステップ3〜5

わかばさんは、続いて要因を当事者要因、環境要因、患者要因に分けて、対策の方向性を考え、実際に実現可能か、対策に意味があるかどうかの視点から採否を検討しました。わかばさんはずいぶんと上達したようです。

	この事例の場合	対策の方向性	採否
当事者要因	・大丈夫だと思った。	➡安易に大丈夫だと思わないようにする。決まりの意味を考える。	採用。
	・先輩に声をかけられなかった。	➡勇気を出して声をかける。	採用。
	・筋力不足。	➡筋力トレーニング。	不採用。筋力も大切だが、まず先輩を呼ぶところから。
環境要因	・先輩たちが忙しそう。	➡先輩たちの仕事を減らす。	不採用。
	・以前一人で実施している先輩がいた。	➡悪い手本は真似しない。	採用。
患者要因	・立ち上がった。 ・早くベッドに戻りたかった。 ・検査で疲れていた。 ・立位不安定。 ・身体能力の低下。	➡立ち上がらない（ベッドtoベッドで移動）。 ➡ベッドに戻れなくても安楽に過ごせるようにする。 ➡検査は短時間で終わるようにする。 ➡リハビリの強化。	不採用。セルフケアは大切。 不採用。できないかもしない。 不採用。必要ならしなければならない。 採用。

対策の方針について
患者さんの心情にまで想像を膨らませて書けていますね。患者さんに確かめることができればなお◎。「再発防止のため」と説明すれば協力してくれるんじゃないかしら。

（先輩ナース）

対策の採否について
安全を優先するあまりに、立位や歩行ができる患者さんにも関わらず、車椅子やベッドでの移送を選択しがちです。患者さんへのケアの観点から、患者さん自身の立位や歩行などのリハビリテーションを重視した方針を採用していることは評価できますね。

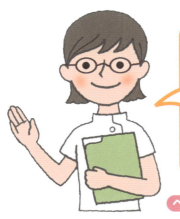
（ベテランナース）

振り返りレポート

わかばさんは、対策を具体化した上で、レポートとしてまとめました。分かりやすく状況分析ができていて、対策についても、同僚や先輩ナースの理解が得られるものになりましたね。

概要
画像検査から帰ってきた車椅子の患者さんをベッドに移す際、患者さんの臀部を車椅子のひじ掛けに強打してしまった。この患者は立ち上がりや立位が不安定だったので、車椅子からベッドに移動するときは2名以上の看護師で介助することになっていたが、忙しそうな先輩たちに支援を依頼することができなかった。

分析
直接の原因は、体重が重く、立位の不安定な患者を1人で介助したことである。
先輩たちが忙しそうだったとしても介助の支援を求めるべきであったが気おくれしてしまった。また、以前に先輩が1人で実施している場面を見たことがあったことで、「1人でもできるのではないか」と考えてしまった。患者も長い検査の後でベッドに早く戻りたがっているのではないかと焦ってしまったこともあって、最終的には1人で介助してしまった。
要約すると、先輩をわずらわせることに対する目先の心配が、1人で介助することによる患者への不利益に対する認識に勝ってしまったことで今回の事例の発生に至った。
これらを踏まえて、以下の対策を今後きちんと行い、再発のないようにする。

対策
・大丈夫だと思った・先輩に声をかけられなかった・以前1人で実施している先輩がいた。
　➡同じ状況で起き得た最悪の結果と、先輩に声をかけて起こりうる最悪の結果をカードに書いておき、業務に入る前に毎回2つの結果を比較することで、支援を求める重要性を認識する。
　➡移乗を行う際、なぜ2人で行うのか、決まりの意味をもう一度考えてレポートに記入する。

a. 短期的対策
　・この事例ではなし。
b. 長期的対策
　・先輩に声をかけられなかった
　　➡同期に先輩役になってもらって、具体的な支援の求め方の仕方を練習する。
　・立位不安定・身体能力の低下
　　➡リハビリの強化についてカンファレンスの際に相談してみる。
c. 評価
　・インシデントの発生日から6か月間、受け持ちの患者さんの転倒が発生しない。

7 事例から学ぼう（2）移乗・移送に関するインシデント

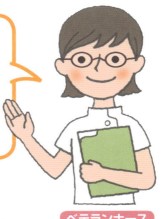

短期的対策として、2人で移乗を行う決まりの意味を考えるのは大切ですね。決まりを守るのが大切なのは当然ですが、形骸化した決まりがそのままになっていたりすることが、決まりを守らなくなるきっかけにもなるので、一度は意味を考えるくせをつけるといいですね。

ベテランナース

1人で移乗の介助をしていた先輩は、1人でも可能な移乗方法を修得していたのかも知れないわね。安全な移乗方法を修得しておくことも大切ね。

先輩ナース

移乗・移送に関するインシデントの注意点

- 先輩に相談することに気後れしない。
- 自分を過信しない。
- 施設のルールがどうしてできたのか、理由を考えてみる。

移乗・移送に関するインシデントに限らずに、いろいろなインシデントでも同じことがいえそう。

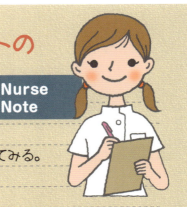
Nurse Note

移乗・移送に関する インシデントの例

新人看護師が関する移乗・移送のインシデントを知り、自分の実践を振り返ってみましょう。

✚ 新人看護師が注意すべき移乗・移送のインシデント

事例1

検査室への移動のため、看護師2名でベッドからストレッチャーへ移乗した。ペースメーカーラインの接続部を目視で確認したが、接続に問題ないように見えた。その後、脈拍30回／分に低下し、眼球が上転した。ラインを確認、接続し直し、ペースメーカーが正常に作動し始めて意識も回復した。

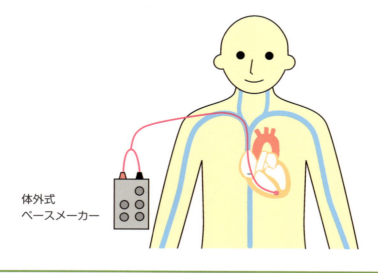

体外式ペースメーカー

ポイント

ベッドからストレッチャーの移乗時には、ライン類の接続に力がかかって外れてしまうことがあります。一見つながっているように見えても、不完全な接続になっている場合もあるので、確認を怠らないことが重要です。

> **事例2**
> 　入浴後、ストレッチャーからベッドへの移動時、スライダーを利用して看護師3人で移動を行った。掛け声をかけてタイミングを合わせたが、受け側の看護師が1人だったため、上半身だけがベッドに移り、下半身はストレッチャー側に斜めになってしまった。スライダーを抜くため、右側臥位にしたが、右肩が内側に入った状態になったため、肩を引き出して仰臥位*に戻した。着衣のため、右腕を持ち上げたところ患者が疼痛を訴え、上腕骨に骨折を生じていたことが明らかになった。

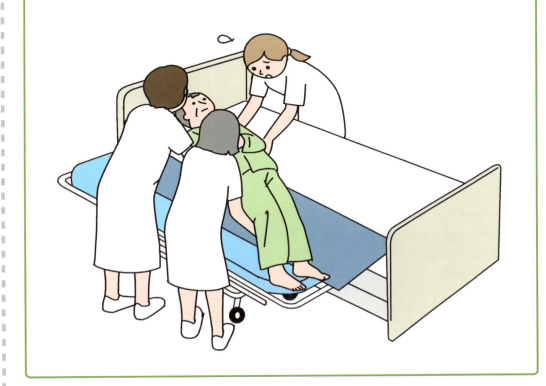

> **ポイント**
> 　スライダーを利用した移乗は看護師の腰への負担を減らせるため役に立ちますが、受け側の人数が少なかったり、スライダーにしっかりと下肢が乗っていないと、上半身だけ移動してしまい、下肢が残ってしまって無理な力がかかってしまうことがあります。また、スライダーの抜き差しで側臥位を取る場合、上肢の位置に配慮しないと、思わぬ方向に力がかかり、肩関節や肘関節の周囲の骨折を生じる危険性があります。
>
> （医療事故情報収集等事業第31回報告書156－157頁参照）

＊仰臥位　仰向けのこと。

安全な移乗・移送の方法を知ろう

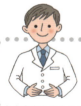

安全な移乗・移送の方法を知ることは、インシデントの防止にとても役立ちます。ここで修得しましょう。

ベッドから車椅子と車椅子からベッドへの移動

車椅子への移乗は、トイレや検査・処置のための移動に必要であり、移動により気分転換につながり、座位を保持することでADL（日常生活動作）の向上にも貢献します。一方で無理な移乗は、転落や褥瘡などの危険を生じるため注意が必要です。判断基準や判断するときのフローを紹介しますので参考にしてください。

1. 車椅子に移乗できるかどうかの判断基準

- ☑ 座位保持が可能
  - ➡座位が維持できない場合、姿勢が崩れて転落や褥瘡の危険を生じます。
- ☑ 車椅子移乗に関する嫌悪感や不安がない（少ない）
  - ➡嫌悪感や不安を解消しないまま移乗を行うと、移乗拒否などにエスカレートします。
- ☑ 座位での危険がない（少ない）
  - ➡認知症では転落の危険性や、高度の亀背変形では圧迫骨折の危険性が高くなります。

2. 移乗時の対応人数の判断フロー

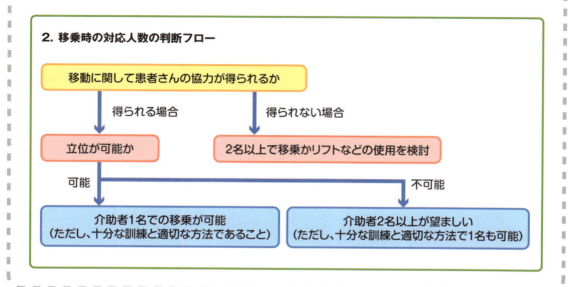

106

2名での移乗の方法

　それでは、具体的な移乗の方法を「ベッドから車椅子」と逆の「車椅子からベッド」の2パターンで紹介します。この二つで注意点やポイントはほとんど同じです。

(1) ベッドから車椅子までの流れ
　①1名は患者さんの正面側に、1名は患者さんの背側側に位置します。
　②患者さんを座位にします。
　③患者さんの両手が対側の前腕を持つように浅い腕組みの形にします。
　④背側の介助者の腕を患者さんの腋窩から差し込み、患者さんの腕を持ちます。
　　注意 胸部を抱え込むと肋骨骨折や上腕骨折の原因となります。
　⑤正面側の介助者は、患者さんの側面から膝の下に両手を差し込みます。
　　ポイント なるべく身体を寄せて、広い範囲を接触させると圧力が分散して安全です。
　⑥患者さんに声をかけて、介助者同士もタイミングを合わせて移乗します。
　　ポイント ベッド柵や車椅子のひじ掛けを外すなど障害物を減らすことも重要です。

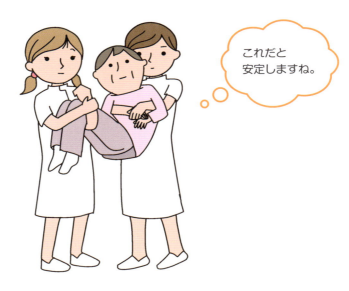

これだと安定しますね。

(2) 車椅子からベッドまでの流れ
　①1名は患者さんの正面側に、1名は患者さんの背側側に位置します。
　②患者さんの両手が対側の前腕を持つように浅い腕組みの形にします。
　③背側の介助者の腕を患者さんの腋窩から差し込み、患者さんの腕を持ちます。
　　注意 胸部を抱え込むと肋骨骨折や上腕骨折の原因となります。
　④正面側の介助者は、患者さんの側面から膝の下に両手を差し込みます。
　　ポイント なるべく身体を寄せて、広い範囲を接触させると圧力が分散して安全です。
　⑤患者さんに声をかけて、介助者同士もタイミングを合わせて移乗します。
　　ポイント ベッド柵や車椅子のひじ掛けを外すなど障害物を減らすことも重要です。
　⑥患者さんを座位から臥位に移動します。
　　ポイント ベッドのギャッジダウンを用いて、介助者の負担軽減にも配慮しましょう。

2名での移乗にかわる方法（1）：リフトを使う

設置されている病院は限られていますが、**リフト**など補助具がある場合には、積極的に活用しましょう。リフトの操作が不慣れな場合、インシデントの発生原因となりますので、先輩ナースと相談しながら操作方法を確認しましょう。

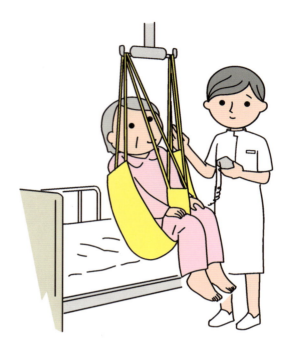

2名での移乗にかわる方法（2）：一人で行う

リフトがなく、人手もなく、一人で移乗を行うしかない状況もあるでしょう。そこで、一人で行う移乗の方法を紹介します。移乗を受ける患者さんが立位が困難かどうかで注意点やポイントが変わってきますので、それぞれで説明します。

（1）立位が困難な場合
スライディングボードの使用が最も適切です。
① ベッドの高さと車椅子の座面の高さを合わせます。
② 車椅子をベッドに対して約30度の位置に合わせます。
③ 患者さんを端坐位にします。
　ポイント ベッドに浅く腰かけてもらうのがコツ
④ ベッド柵と車椅子のひじ掛けを外し、スライディングボードを設置します。
⑤ 患者さんにゆっくりとお尻で車椅子に移動してもらいます。
　ポイント 介助者が無理な力をかけず、患者さんに移動してもらうのがコツ

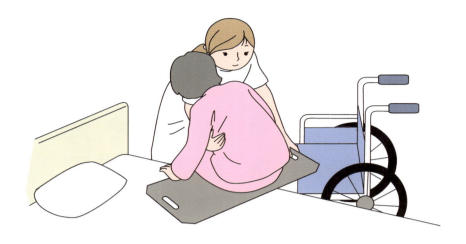

（2）立位が可能な場合

①車椅子をベッドに対して約30度の位置に合わせます。
②患者さんにベッドで端座位になってもらいます。
　ポイント ベッドに浅く腰かけてもらうのがコツ
③介助者が患者さんに対面するように体勢を低くして向き合います。
④患者さんに対して、介助者が手の平を差し出し、患者さんに手すりをつかむ要領で持ってもらいます。
　ポイント 介助者が患者さんの腕を上からつかむのではなく、下から支えるように手を差し伸べることで、無理な力がかからず、患者さんにとってもつかまれる恐怖心を抱かずに済みます。
⑤ゆっくりと後ずさりして患者さんを前傾姿勢にします。
　ポイント 前傾姿勢ができると自然に立ち上がり動作が促されます。
⑥患者さんの前傾姿勢の力を借りながら、患者さんと介助者で一緒に立位を取ります。
⑦しっかりと立位を取った後、患者さんが車椅子にお尻を向けるように方向転換します。
⑧患者さんに前傾姿勢を促し、患者さんの腕を下からしっかり支えて車椅子に腰掛けます。
　ポイント 再び前傾姿勢になったときに患者さんをしっかり支えるのがコツです。

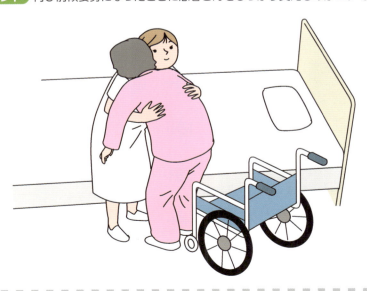

7　事例から学ぼう（2）移乗・移送に関するインシデント

上級編！（立位が不完全な場合の1名介助）

①患者さんを端座位にします。
②患者さんと向かい合い、患者さんの両腕を介助者の肩に回してもらいます。
③患者さんの膝を介助者の膝で挟み込むように合わせます。
④介助者の両手を患者さんの背側に回し、介助者がお尻を落とすようにして患者さんに前傾姿勢を促します。

　注意 手でひっぱらないことが骨折などのインシデントを予防する上で重要です。

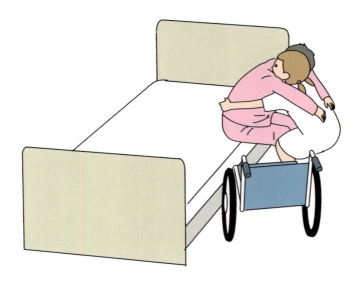

⑤患者さんの膝を介助者の膝で軽く押すイメージで介助者も膝を伸ばし姿勢を立てます。
⑥腰回りを支えながらゆっくり方向転換し、再び前傾姿勢を促し、車椅子への座位へ誘導します。

●立位が不能な場合の1名介助

　先の方法で、②の際に患者さんの腋窩に介助者の頭部を差し込む方法があります（最上級の移乗方法なので、十分な訓練機会を設けてから実施してください）。

一人で行う無理な移乗は、腰痛の原因になることも。患者さんのためだけでなく、自分のためにも、できるだけ助けを呼びましょう。

先輩ナース

事例から学ぼう（3）
薬剤に関するインシデント

薬剤に関するインシデントは、
患者さんの生命の危機に直結することがあります。
安全に実施するための注意点を
事例から学んでいきましょう。

薬剤に関するインシデント

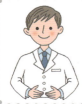

看護師が行う手技の中でも薬剤に関する間違いは、患者さんに深刻なダメージを与える場合があります。この章では、まず事例に基づいてインシデント報告から振り返りまでの流れを見ていきます。次に、よくあるインシデントの例や対策、自己チェックシートを紹介します。

わかばさんのインシデント報告書

わかばさんの書いたインシデントレポートを読んで、先輩ナースのみどりさんと師長のもみじさんが話し合っているようです。今回はしっかりと書けたのでしょうか？

> **わかばさんの書いたインシデント報告書**
>
> 田中さんに投与すべき食前薬（抗糖尿病薬）を投与することができなかった。昼食前、食前薬を用意して田中さんの部屋を訪れた際、田中さんが不在だった。あとで内服してもらおうと田中さんのオーバーテーブルに内服薬を置いたが、その後、他患者のケアに追われて田中さんの薬のことを失念してしまった。勤務交代で先輩が、田中さんのテーブルに残った内服薬に気づいた。担当医に報告して経過観察の指示を受けた。田中さんの血糖値に大きな変化はなかった。リーダーに報告・相談した上でご本人に謝罪したところ、ご本人も納得された。

先輩ナース：誤りに気づいた経緯や初期対応の様子もきちんと書いてありますね。

ベテランナース：わかばさんには振り返りレポートを書いてもらいましょう。この病棟で同じことが起こらないように、わかばさんが学んだことを病棟全体で共有したいですね。

より詳しい状況

師長のもみじさんは状況をよく確認するため、わかばさんに当時の詳しい状況を尋ねました。インシデントレポートだけではわからない、いろいろな要因が見えてきました。

もみじさんの聞き取りでわかったこと

　お昼、わかばさんが田中さんの内服薬を用意して病室に行ったとき、田中さんはいなかった。そこで、わかばさんはあとで田中さんに内服してもらおうと思い、オーバーテーブルに内服薬を置いた。その後、他の患者さんたちの排せつの介助や、経管栄養の接続を行っているうちに、田中さんの内服薬のことをすっかり忘れてしまった。その後、わかばさんも何度か田中さんのところに行く機会はあったけれど、投薬忘れに気づくことができなかった。

　勤務交代のとき、お薬がテーブルに残っていることに先輩ナースが気づいた。田中さんのところに謝罪にいったところ、田中さんは「いやーうっかりしていたな。そういえば食事の前に薬を飲むのだったよね」と話した。

　また、わかばさんは内服薬の配り忘れを防ぐために、配薬しなければならない人の一覧をメモにしていたが、あとから見直すと、そのメモに田中さんのことは書かれていなかった。メモを作成するときに、田中さんの名前がもれてしまったらしい。

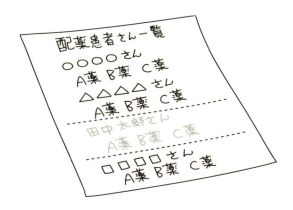

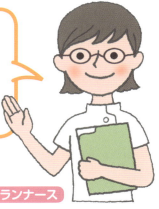

よく頑張っているのはわかったわ。でもメモを増やしたのはあまり感心しないわね。内服薬を投与するときは、ただでさえ確認事項が多いから、確認する箇所を増やさない方法が必要ね。どうしたらいいか一緒に考えていきましょう。

ベテランナース

インシデントの振り返り：ステップ1、2

わかばさんは、振り返りレポートを書くための第一歩として、インシデントの分析にとりかかりました。インシデントの要因を付箋などに書き出しています。

インシデントの要因

病室に行ったとき、田中さんがいなかった。
オーバーテーブルに内服薬を置いた。
オーバーテーブルに置いてしまったから、ワゴンには食前薬が残らず、確認できなかった。
他の患者さんたちの処置。
田中さんの内服薬のことをすっかり忘れてしまった。
何度か田中さんのところに行く機会はあったけれど、気づかなかった。
田中さんも内服薬のことをよく認識していなかった。
メモに田中さんのことを書き忘れていた。

インシデントの要因がだいたい挙げられたら、次は連関図に並べ替えていきます。

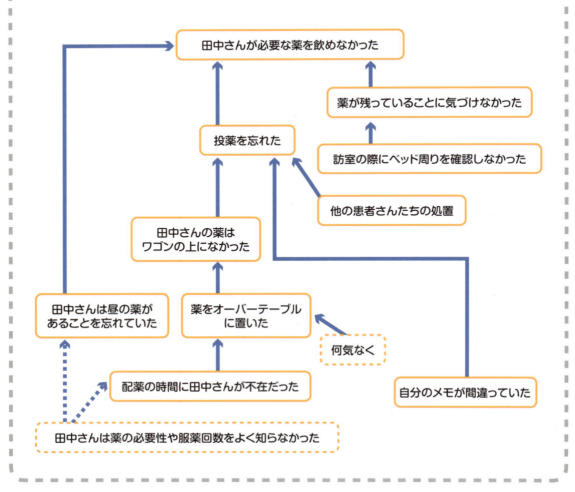

インシデントの振り返り：ステップ3〜5

　わかばさんは、続いて要因を当事者要因、環境要因、患者要因に分けて、対策の方向性を考え、実際に実現可能か、対策に意味があるかどうかの視点から採否を検討しました。わかばさんは随分と上達したようです。

	この事例の場合	対策の方向性	採否
当事者要因	・何度か田中さんのところに行く機会はあったけれど、気づかなかった。	➡患者さんのところに行ったら、退室する前にひととおり、机の上やベッドの上、ベッド周りを見回す。	採用。
	・他の患者さんたちの処置が忙しかった。	➡患者さんの処置に入る前、ほかの患者さんについて忘れている処置がないかもう一度確認する。	不採用。できないときが多そう。
	・オーバーテーブルに内服薬を置いた。	➡患者さんがいないときは、オーバーテーブルに薬を置かず、自分のワゴンに薬をキープしておく。	採用。
	・「忘れる可能性」があることについて見通しが甘かった。	➡自分が人間である以上忘れる可能性があるということを毎朝肝に銘じる。	採用。
環境要因	・メモに田中さんのことを書き忘れていた。	➡メモは書き忘れる可能性があるのでやめる。代わりに、ワークシート上にマーカーを引くなどして目立たせる。	採用。
患者要因	・投薬しようとしたら田中さんがいなかった。	➡お昼の薬の時間に部屋に戻ってきてもらえるように依頼する。	採用。
	・田中さんも内服薬のことをよく認識していなかった。	➡内服薬の重要性・飲み方について再度指導する。	不採用。まずは自分でできることをする。

わかばさん、素晴らしい！
しっかりと書けるようになりましたね。

ベテランナース

振り返りレポート

わかばさんはフォーマット（➡p.72参照）を活用して、内服薬の事例をレポートにまとめ終わったようです。
どんな内容になったでしょうか？

概要

田中さんに投与すべき食前薬（抗糖尿病薬）を投与することができなかった。昼食前、看護師が食前薬を用意して田中さんの部屋を訪れた際、田中さんが不在だった。看護師は田中さんにあとで内服してもらおうと、田中さんのオーバーテーブルに内服薬を置いたが、その後、他患者のケアに追われて田中さんの薬のことを失念してしまった。勤務交代で先輩看護師が、田中さんのテーブルに残った内服薬に気づいた。担当医に報告して経過観察の指示を受けた。その後の田中さんの血糖値に大きな変化はなかった。リーダーに報告・相談したうえでご本人に謝罪したところ、ご本人も納得された。

分析

直接の原因は、患者不在時に不用意にオーバーテーブルに薬剤を置いたことである。本来、投与するまで薬剤は自分の手元に置いておかなければならないが、そのときは自分が忘れることを予測できていなかった。業務に追われている中で、手元に薬剤がなかったことで、いつの間にか食前薬の投与は完了したものと思いこんでしまった。また、食前薬は事前にメモを作成して投与を確認できるようにしていたが、実際にはメモに漏れがあり、無投薬を防ぐには至らなかった。

さらに、患者自身も「うっかりしていた」と発言しているとおり、内服薬に対する意識が高いとは言えない可能性もあり、患者と看護師の間で十分な連携ができていなかったことも、今回の無投薬の一因となった。

また、この勤務帯の中で何度も田中さんのもとを訪れていたにも関わらず、ベッド周りを十分確認しなかったことで無投薬に気づくまでに時間がかかってしまった。

これらを踏まえて、以下の対策を今後きちんと行い、再発のないようにする。

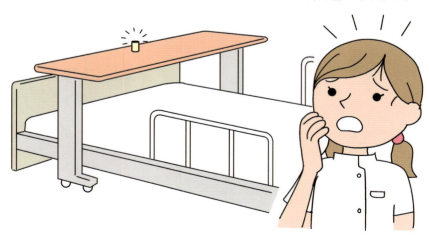

対策

a. 短期的対策
- 何気なくオーバーテーブルに薬を置いてしまった。
    ➡患者さんがいないときは、オーバーテーブルに薬をおかず、自分のワゴンに薬をキープしておく。
- メモを書き間違えて十分確認ができなかった。
    ➡メモは書き忘れる可能性があるのでやめる。代わりに、ワークシート上にマーカーを引くなどして、目立たせる。
- 患者さんが不在だった。
    ➡食前薬がある患者さんには、勤務開始時にお昼の薬の時間に部屋に戻ってきてもらえるように依頼する。

b. 長期的対策
- 「忘れる可能性」があることについて見通しが甘かった。
    ➡自分が人間である以上忘れる可能性があるということをメモに書いて玄関に貼っておき、出勤前に読む。
- 訪室の際ベッド周りをよく確認しなかった。
    ➡万一同様のミスがあっても早く気づけるよう、患者さんのところに行ったら、退室する前に一通り、机の上やベッドの上、ベッド周りを見回す所作を習慣にする。

c. 評価
- インシデントの発生日から6か月後までに、食前薬の無投薬が発生しない。

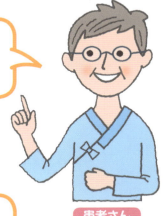

朝の段階で、わかる範囲の一日の予定や薬のことを知らせておいてもらえると、すんなり協力できるし、何より安心できるよ。

患者さん

事前によく説明して患者さんに協力してもらうことと、業務の合間合間で「いま、何がどこまで終わっていて、これから何をするのか」ということを落ち着いて確認する時間を取ることがとても大切です。

先輩ナース

薬剤に関するインシデントの例

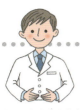

新人看護師が起こしがちなインシデントには、どんなものがあるかを知って、自分の実践を振り返ってみましょう。

全国から寄せられた「新人看護師が関わる薬剤のインシデント」

　全国の病院から日本医療機能評価機構に報告された報告の中から、よくあるインシデントの例を見てみましょう。2010年1月1日から2014年6月30日の間に、新人看護師が関与した薬剤に関わるインシデントは、499件が報告されています。
　その内訳は以下のとおりです。

▼職種経験1年未満の看護師・准看護師に関連した事例＊

内容	報告件数
過剰投与	11
過少投与	1
投与時間・日付間違い	2
重複投与	1
投与速度速すぎ	11
投与速度遅すぎ	3
患者間違い	9
薬剤間違い	4
単位間違い	1
投与方法間違い	9
無投薬	8
その他	13

＊…**関連した事例**　医療事故情報収集等事業 第38回報告書（平成26年4月～6月）より。

点滴に関するインシデントの事例

前頁の報告件数には内服薬や外用薬に関する誤りも含まれています。これらのうち、点滴に関する事例の具体例を見てみましょう。

事例1

同一の末梢ラインから、メインの500ccの補液、側管からカテコラミンが投与されていた。新人看護師は、点滴の更新に手間取っていると、患者の血圧が急激に低下した。そこで、新人看護師は慌てて点滴を更新し、滴下した。すると、患者は急激に血圧200台、脈拍数180台となり、心室細動を起こした。医師に報告し、対応して事なきを得た。

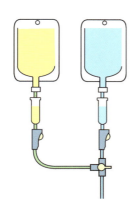

ポイント

メインの流速が早くなると、側管からのお薬も流速が早くなることがありますね。メインの流速を調整したら、側管の流速も必ず見ましょう。

事例2

新人看護師は、中心静脈ライン、末梢静脈ライン、硬膜外麻酔を付けている患者さんの受け持ちになった。硬膜外麻酔の更新をしようとして、誤って中心静脈ラインから麻酔薬を投与してしまった。この麻酔薬は、静脈投与が禁止されている薬剤だった。更新した時間は、ちょうど他の患者の手術のお迎えに気を取られていた。

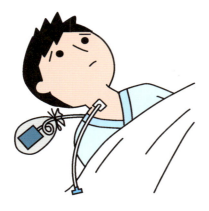

ポイント

同様の事例は全国で繰り返し起きており、死亡例も報告されています。薬を投与するときは、ラインをたぐって、どこに入っているかを確認してから接続しましょう。

> **事例3**
> 　新人看護師は、内服薬を注射薬と勘違いして投与した。内服薬の中には点滴ルートの側管に接続できてしまう種類がある。新人看護師はそのことを知らなかった。投薬のたびに点滴の刺入部が腫れたり、患者が気分が悪いと話したりしたため、新人看護師は薬品情報を当たったところ、投与した薬が内服薬だったことに気づいた。患者は集中治療室で治療を受けることになった。

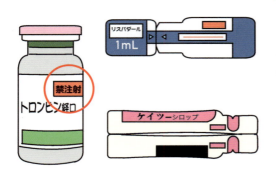

> **ポイント**
> 　この事例では経口用トロンビン液でしたが、ほかにもリスパダール®やケイツーシロップ®などの液体のお薬を注射器に吸って点滴のラインから投与した事例が報告されています。投与経路、よく確認しましょう。

> **事例4**
> 　カリウム製剤を点滴バッグに混注すべきところを、誤って側管から急速投与（ワンショット）してしまった。投与経路について具体的な指示の記載はなかった。新人看護師は、カリウム製剤を急速に静注してはいけないことを知っていたが、医師に「急いで」と言われたので、「急いでいる場合にはワンショットすることもあるのかな」と考えて投与した。

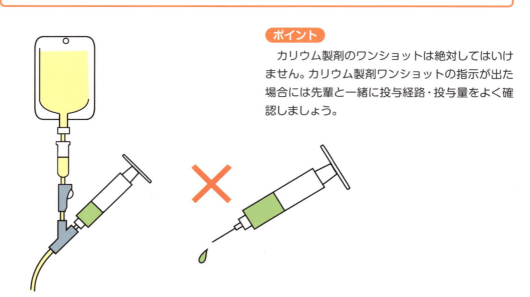

> **ポイント**
> 　カリウム製剤のワンショットは絶対してはいけません。カリウム製剤ワンショットの指示が出た場合には先輩と一緒に投与経路・投与量をよく確認しましょう。

事例5

患者Aに用意した点滴薬を患者Bに投与してしまった。看護師が点滴薬をつなぎ変えようとバーコードで患者氏名と点滴薬の内容を照合したとき、同僚看護師に呼び止められたため、点滴バッグをいったんワゴンに戻した。ワゴンにはほかにも複数の患者の点滴バッグが載せられていた。点滴をつなぎ変える作業を再開するとき誤った薬剤を取り上げたが、確認作業をやり直さなかったことで、気づくことができなかった。

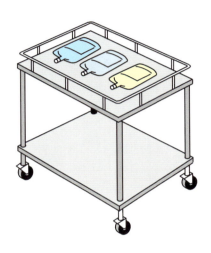

ポイント

作業を中断したなら、確認作業は最初からやり直すことが大切です。1トレーに1患者のものを入れる原則、守っていますか？

事例6

朝と昼に投与すべきラシックスが、朝だけしか投与されず、患者の息切れなどの心不全症状が悪化した。この病院では、お薬手帳か薬剤情報提供書を用いて持参薬の確認を行うことが決められていたが、入院する際、患者はどちらも持ってこなかった。新人看護師は患者の話した内容だけで持参薬を確認できたと考え、「ラシックス20mg（朝1/2）錠」を登録、医師も詳しく確認せずに継続指示を出した。4日が経過し、心不全症状が悪化してきたことで、先輩がこれまでの記録を見直し、内服量が足りていないことに気づいた。

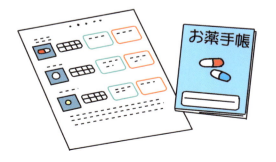

ポイント

持参薬は間違いが起こりやすいですね。患者さんの話を聞くことはとても大切ですが、その裏付けとなる書類やデータを確認するクセをつけましょう。また、病棟薬剤師がいる病院も増えてきました。持参薬の確認には、医師、看護師だけでなく、薬剤師にも積極的に関わってもらうといいですね。

8 事例から学ぼう（3）薬剤に関するインシデント

121

> **事例7**
> ノルバスク（降圧剤）を処方するつもりでノルバデックス（抗がん剤）を処方してしまった。看護師もノルバデックスを降圧剤だと思い込み、そのまま投与した。

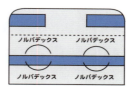

> **ポイント**
> 名前が似てるのに、全然効果が違う！　という薬はたくさんあります（➡p.130参照）。

> **事例8**
> 田中さんの内服薬を用意し、田中さんの部屋に行ったつもりが、実際には田上さんの部屋に行ってしまい、田中さんに投与するはずの薬を田上さんに投与してしまった。その日はとても忙しくて焦っていたし、田上さんに対して名前を確認するときに「田中さんですね？」と問いかけて、田上さんが「はい」と答えたので、間違いに気づくことができなかった。

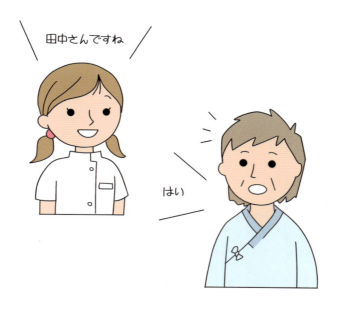

> **ポイント**
> 「○○さんですね？」という問いかけに対して、患者さんは反射的に「はい」と答えてしまうものです。名前を確認するときは「念のためにお名前をおっしゃってください」「確認のために名乗っていただけますか？」と問いかけましょう。

> **事例9**
> 眠前のお薬を飲んだかどうか確認しようとしたが、すでに患者さんが寝ていたので「起こすのも悪いな」と思って確認しないまま朝になった。患者さんから「昨日、寝る前のお薬のみわすれちゃったよー」と言われ、無投薬が明らかになった。

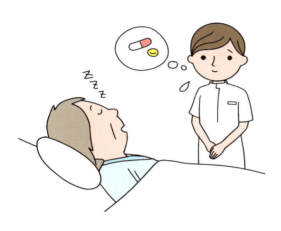

ポイント
起こすのはためらわれるけれど、確認はしなければなりません。飲んだ薬のカラを机の上に置いてもらうなど、事前に確認方法について患者さんと話し合っておくといいでしょう。

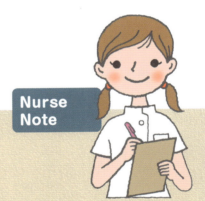

Nurse Note

失敗を実力に変えるには？
評価日の重要性

新人のうちは「できていないこと」ばかりが目立ちます。できていないことばかりを考えていると悲しくなりますね。自分自身の「できていないこと」に立ち向かうには、まず自分自身の「できているところ」を自分が認めていくことが大切です。

インシデントの振り返りでは、インシデントの発生日から半年、あるいは一年といった単位で評価日を決めて、再発がないかどうかを確かめましょう。再発があれば改善の余地を改めて探しましょう。再発がなければ、なぜ再発がないかを考え、自分ができているところにも思いをはせてみてください。

投与手順の意味を考えてみよう

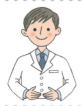

各病院で作られている「手順書（マニュアル）」は、先輩たちがミスから学んできた結果できあがってきたものです。手順を守ることや手順書の各ステップの意味を考えることは、投与を安全に行うためにとても大切なことです。

「薬剤の6Rを確認する」

6Rとは、「**R**ight patient, **R**ight drug, **R**ight purpose, **R**ight dose, **R**ight route, **R**ight time」の略です。6Rを確認しましょう、とよくいわれるのは、「**正しい投与量の正しい薬剤が、正しい投与経路で、正しい投与時間に、正しい患者に対して、正しい目的で投与されているか**どうかを確認しよう」という意味です。

(1) Right Drug/ Right Patient 正しい患者さんに、正しい薬剤が投与されているか？

各病院で、「患者さんに名乗ってもらう」「患者さんと一緒にお薬を確認する」「バーコードで患者さんとお薬が合っていることを確認する」などの手順が定められています。お薬の多くは肝臓で代謝され、腎臓で排泄されますから、肝機能・腎機能の弱っている患者さんでは、薬の間違えが起こったときに血漿交換などの大変な治療が必要になることがあるのです。

(2) Right dose 正しい投与量か？

1アンプル、1バイアルでの点滴作成に慣れてくると、3/4アンプル、1/2アンプルなどの指示が出ていることに気づかず、過剰投与してしまうケースがあります。新人のうちに、投与量を確認するくせをつけましょう。

また、インスリンを点滴に混ぜて使用する場合は、通常の注射器ではなく、インスリン専用の注射器を用いることがほとんどです。通常の注射器でインスリンを扱う場合、単位

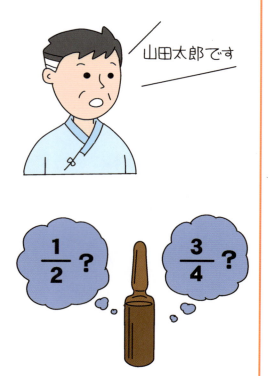

と投与量の換算が必要になり、間違いが起きやすくなります。病棟にインスリン専用の注射器があるかどうか、あるとしたらどこに保管されているかを確認しておきましょう。

（3）Right route 正しい投与経路か？

先ほどのページでも見ましたが、投与経路の誤りは深刻な事故を引き起こすことがあります。投与経路には、静脈、皮下注射、中心静脈ライン、硬膜外カテーテル、経口などがありますね。必ず確認しましょう。

（4）Right purpose 正しい目的か？

お薬の効能を知っていれば、正しい患者さんに、正しい薬剤が投与されているかどうかを確認するときの助けになります。間違いを防ぐためにも、必ず薬効と投与目的を確認しましょう。

お薬の効果を知らずに投与して間違いがあった際、看護師が法的責任を負う場合があります。

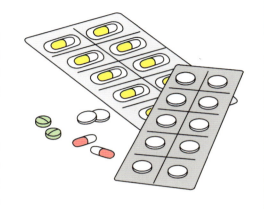

手順を順守していたつもりでもミスが起こることがあります。例えば、点滴の投与手順は知っていたけれども、インスリンの投与手順（専用の注射器で行う）を知らず、他の点滴と同じだと思ってやったらまちがっていた、というようなケースです。みなさんはまず、他人の失敗から学んでいきましょう。

先輩ナース

ダブルチェック

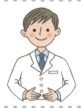

間違えを見つけて事故を防ぐためには、多くの病院で「ダブルチェック」が導入されています。しかし、たんに2人で確認すれば間違えが防げるわけではありません。間違えを見つけるためには、「どのようにダブルチェックするか」が大切です。

ダブルチェックとは

一人で行う業務を二人で行う（あるいは一人で二回行う）ことで、ミスを発見しやすくしようとする取り組みのことを**ダブルチェック**といいます。多くの病院では、投薬の間違えを防ぐために、ダブルチェックを導入しています。しかし、一言でダブルチェックといっても、病院によって様々な方法があるのです。

- 一人で行うか、二人で行うか
- 二回を同時に行うか、時間差で行うか
- 一方向か、双方向か

自分の施設では、どのような方法を「ダブルチェック」として定めているかを知っておくようにしましょう。以下に、代表的なダブルチェックと、注意点を書きます。

一人で二回、時間差で行う場合

一人で行うダブルチェックは、思い込みの影響を受けがちです。下記のような工夫をしましょう。

- 一回目をリストの一番上からチェックしたら二回目はリストの一番下からチェックする
- 一回目を「処方箋（電子カルテの表示）」をもとに手元の薬があっているかどうかをチェックし、二回目は「手元にある薬」をもとに処方箋（電子カルテの表示）があっていることをチェックする。

一人が処方箋（電子カルテの画面）を読み上げ、もう一人が薬をチェックする場合

ダブルチェックが必要なお薬は、投与する人だけでなく、チェックする人も目的を共有することが大切です。

計算式や観察結果（ドレーンの排液量や血糖値など）が投与量に影響を与える場合は、計算式や観察内容も合わせてみてもらうようにしましょう。

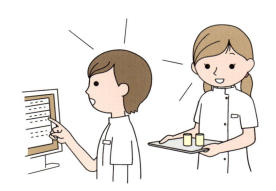

間違いを見つけやすいダブルチェックの例

山田太郎（患者さんの名前）さんに、痰をやわらかくする目的で使用するお薬の確認をお願いします。（薬を渡す）

先輩ナース

はい、山田太郎さんに痰をやわらかくする目的で使うお薬ね。（受け取る）

ベテランナース

指示を読みます。5月30日10時、山田太郎さん、静脈ラインの側管からビソルボン®を1アンプル投与します。

先輩ナース

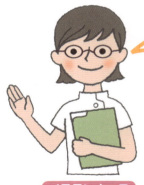
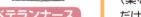
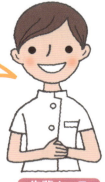
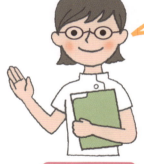

指さし呼称

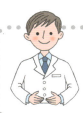

指さし呼称も、事故につながるようなミスを早く発見するためのツールとして期待されています。ダブルチェック同様、「どのように行うか」がとても重要です。

指さし呼称とは

　指さし呼称をすると、しない場合に比べて確実な確認を行いやすくなることが知られています。自分の確認方法が表面的になっていないか心配な人は、これを練習してみましょう。

1. 対象をしっかり見る。
2. 一項目を声に出して読み、腕を真っ直ぐ伸ばし、対象をよく見て、人差し指で指差します。
3. 指さした手を耳元まであげながら、「本当に合っているか」を確かめます。
4. よし！　といいながら腕を振り下ろします。
5. 6Rなら6回、この作業を繰り返します。

　なお、指さしだけ、あるいは声だしだけでも効果はあるようですので、シャイな人はまず動作だけ・読み上げだけからやってみてください。

慣れてないとできないよね。家で練習してみよう。

先輩ナース

8 事例から学ぼう（3）薬剤に関するインシデント

名前が似ている薬

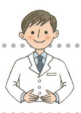

薬剤は多くの種類があり、取り違えが起きやすくなっています。病棟でよく使用する薬について名前が似ている薬剤について知っておきましょう。

名前が似ているお薬*

アルマール （　　抗不整脈薬　　）	と	アマリール （　　抗糖尿病薬　　）
ノルバスク （　　　　　　　　）	と	ノルバデックス （　　　　　　）
チウラジール （　　　　　　　）	と	チラーヂンS （　　　　　　　）
ファンガード （　　　　　　　）	と	ファンギゾン （　　　　　　　）
セロクラール （　　　　　　　）	と	セロクエル （　　　　　　　　）
オキシコンチン （　　　　　　）	と	MSコンチン （　　　　　　　　）
テグレトール （　　　　　　　）	と	テオドール （　　　　　　　　）
セフメタゾン （　　　　　　　）	と	セフマゾン （　　　　　　　　）
タキソール （　　　　　　　　）	と	タキソテール （　　　　　　　）
ラクテックD （　　　　　　　）	と	ラクテック （　　　　　　　　）

自分の病棟でよく使うものを覚えておきましょう！

先輩ナース

*…似ているお薬　日本医療機能評価機構 (http://www.med-safe.jp/)
　　　　　　　　日本医師会 (https://www.med.or.jp/anzen/manual/pdf/jirei_01_02.pdf)

点滴のインシデント早期発見のための観察

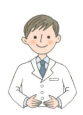

インシデントはそもそも発生しないのがベストであることは間違いありません。しかし、人は間違えることがある、という前提で観察することは、万一インシデントが起きた場合の早期発見・早期対応のためにもとても大切です。
ここでは観察と、誤りに気づいたときの対処方法についてチェック項目を載せます。切り取って持ち歩くなどして活用してください。

 点滴のインシデントを早期発見するためのチェックシート

実施した後の観察
- ☐ 患者さんの体位が変わるとき、滴下速度を見ましたか？
  （座位からベッドで横になるとき、検査に行くとき・戻るときなど）
- ☐ 1時間に一回以上は状態を確認しましたか？
  - ○ 患者さんの全身状態に変化はないか
  - ○ 刺入部が腫れていないか／濡れていないか／痛みはないか／逆血はないか
  - ○ 薬の内容、残量、滴下速度は適切か
  - ○ ルートの接続は緩んでいないか
  - ○ 三方活栓の向きは正しいか／ヒビが入っていないか
  - ○ 刺入部の固定は緩くなっていないか？　きつすぎないか？
  - ○（抑制具を使用しているとき）抑制は緩くないか？　きつすぎないか？
  - ○ 楽に点滴を受けられる体位か？
  - ○ 排せつの介助が必要か？

誤り（異常）に気づいたときの対処
- ☐ 誤り（異常）を見つけたとき、すぐにリーダーや先輩に報告しましたか？
- ☐ 循環動態が変化することが予想されるとき、バイタルサインを測りましたか？
  （補液・インスリン・昇圧剤・降圧剤の投与速度間違い、投与量間違いなど）
- ☐ 投与後に誤り（異常）に気づいた場合、どのタイミングで誰が事実を知らせ、謝罪するかをリーダーや先輩と相談しましたか？
- ☐ 起きたことをインシデントとして報告しましたか？（➡書き方は本文47ページを参照）

MEMO

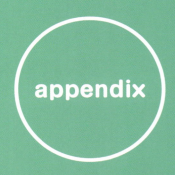

資料

- 新人看護師が起こしやすいその他のインシデント
- 参考文献
- 索引
- インシデントの振り返りワークシート

新人看護師が起こしやすい その他のインシデント

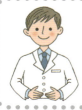

本書で紹介したのは、全国で報告されているインシデントのうち、ほんの一部にすぎません。日本医療機能評価機構に集められた事例や、筆者らの経験をもとに、新人看護師が読んでおくべき事例を列挙しましたので、参考にしてください。

✚ モニター装着に関するインシデント

モニター装着指示のある患者に対して、10時間モニターが装着されていなかった。13時、術後初めてのシャワー浴があり、モニターを外した。夜勤者はモニターoffの状態で引き継ぎ、消灯後（23時ごろ）に当日のケアを見直している際にモニターが装着されていないことに気づいた。夜勤帯でモニターを確認する際はセントラルモニターに表示されている波形（他の患者2名分）を見て異常がないことを確認しており、モニター装着が必要な患者すべての波形がセントラルモニターに表示されているかどうかについては確認しなかった。

ポイント

モニターを装着していない間に患者さんが急変したら、気づくのが遅れてしまいます。セントラルモニターは波形だけでなく、モニター装着が必要な患者さんのデータが表示されているかどうかも併せて確認しましょう。

温罨法・足浴・手浴に関するインシデント

手浴をした後、患者の手が赤くなり、痛みを訴えた。医師の診察を受けて、Ⅱ度の熱傷を起こしていることがわかり、処置を受けることになった。看護師は肘の内側を湯につけて、温度が適切であることを確かめたあとで手浴を実施したが、結果的には温度が不適切であった。

ポイント

肘の内側で確認するといっても、一瞬湯につけただけでは温度はわかりにくいもの。原則として温度計を使いましょう。それができないときは、少しぬるいと感じるくらいの温度で実施しましょう。清拭タオルも同様です。高齢者の場合は特に注意が必要ですね。

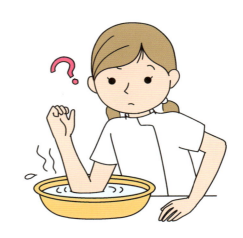

酸素投与に関するインシデント

酸素投与中の患者をストレッチャーに載せて搬送したが、検査待ちをしている間に顔色が悪くなってきた。患者さんをストレッチャーに移した際、酸素ボンベ内の酸素残量を確認していなかったため、検査待ちの間に酸素ボンベ内の酸素がなくなっていた。

ポイント

搬送する際、酸素の残量は必ず確認しましょう。SpO_2を測定できるように、SpO_2モニターを持っていくことも大切ですね。

↓Check！

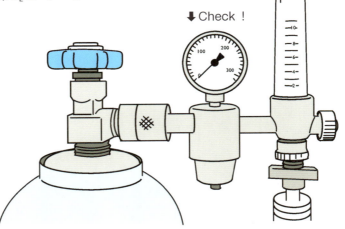

永久気管孔の管理に関するインシデント

喉に穴が開いていたので、「以前に気管切開して長く気管カニューレ*を入れていたことがあるんだな。口や鼻で呼吸できているようだ。」と考え、入浴の際、水が入らないようにと思い、外科用のドレッシング材で気管カニューレをふさいだところ、入浴中に状態が急変した。気管切開後の瘻孔（口や鼻で呼吸ができる）だと思っていた瘻孔は、実際には永久気管孔だった。

気管切開してから長く気管カニューレを入れていると、カニューレを抜去しても気管切開した部分に穴（瘻孔）が残ってしまうことがあります。その場合、瘻孔はあっても口や鼻で呼吸ができます。気をつけなければいけないのは、長く気管カニューレを入れていて抜去の後に残った瘻孔と、永久気管孔の見分けがつかないことです。永久気管孔では、喉の穴をふさぐと呼吸ができなくなってしまいます。喉に穴が開いているケースでは、安易に穴をふさいではいけません。入浴などの際は、丁寧に情報収集に努めましょう。

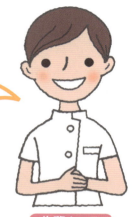
先輩ナース

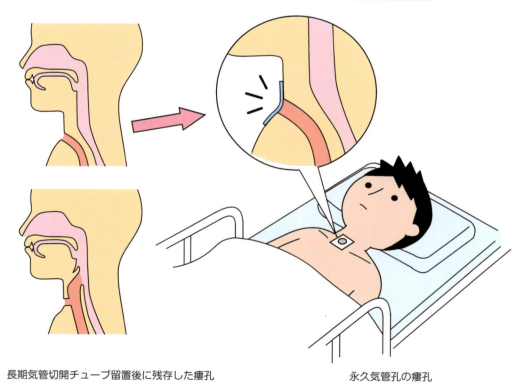

長期気管切開チューブ留置後に残存した瘻孔　　永久気管孔の瘻孔

＊**気管カニューレ**　気管切開後に切開部から気管内に挿入する管。

参考文献

a 資料

　　本書は、下記の資料を参考にしながら、筆者らの臨床経験・安全管理実務経験に基づいて作成しました。本書を読んでもよくわからなかった点や、もっと本格的に勉強したいことがあったら、ぜひ下記の資料を読んでみてください。

医療事故とインシデントの考え方

● 『患者安全　原書第二版』 2015　Charles Vincent 著　相馬孝博 / 藤澤由和訳　篠原出版新社　東京
インシデント報告システムだけでなく、医療安全全般について、歴史的な経緯や考え方が詳しく書かれている専門書です。
● 『医療安全管理実務者標準テキスト』 2016　日本臨床医学リスクマネジメント学会　監修　ヘルス出版　東京
インシデントが医療安全部門でどう活用されているかを知ることができます。

日本のインシデント報告システムの現状

● 日本医療機能評価機構ホームページ　「医療事故情報収集等事業」http://www.med-safe.jp/
日本でどのようなインシデントがあるか、専門家の目から見た重大インシデントにはどんなものがあるかがわかります。

分析から対策立案までの流れ

● 『ナース専科BOOKSこうすればできる安全な看護　改定版』
2009東京医科大学病院安全対策委員会監修　アンファミエ、東京
今回、紙面の関係で対策を十分書くことができませんでした。物足りなかった人はぜひこちらを読んでみてください。ベテラン看護師の知恵が凝縮されていて、たくさんの対策の候補を知ることができます。
● 『安全人間工学の理論と技術　ヒューマンエラーの防止と現場力の向上』
2016　小松原明哲 著　丸善出版　東京
本文の分析方法は、この本に掲載されている分析の流れをさらに簡略化したものです。みなさんが後輩を指導する立場になったらぜひ一読されるとよいでしょう。

インシデント発生後の患者対応

● 『医療メディエーション－コンフリクト・マネジメントへのナラティヴ・アプローチ』
2011　和田仁孝／中西淑美 著　シーニュ　東京
医療対話という視点から、患者対応を学ぶのに役立ちます。
● 『アンガーマネジメント入門』 2016　安藤俊介 著　朝日新聞出版　東京
アンガーマネジメントを学ぶ入門書としておすすめです。

索引

●あ行

アマリール	130
アルマール	130
移乗・移送に関わるインシデント	98,104
一次感情	40
一次対応	24,25
インシデント	12
インシデント報告書	18,48,82
インシデントレポート	56
永久気管孔	136
エスカレーション	41
エスタゾラム	95
エチゾラム	95
エバミール	95
エミリン	95
エンパシー	45
オキシコンチン	130
温罨法	135

●か行

環境要因	64,87,101,115
看護記録	54
患者さんの要因	101,115
患者さん要因	64,87
感情移入	45
気管カニューレ	136
危険予知トレーニング	19
仰臥位	105
共感	45
共感表明謝罪	43
クアゼパム	95
経時的記録	54
原状回復	24
声かけ	77

根本原因分析	57

●さ行

サイレース	95
酸素投与	135
謝罪	43
自由記載	52
手浴	135
シンパシー	45
スライダー	105
責任承認謝罪	43
セフマゾン	130
セフメタゾン	130
セロクエル	130
セロクラール	130
相談	32
足浴	135
組織としての分析レポート	56
ソメリン	95

●た行

対策	65,88
代理受傷	45
タキソール	130
タキソテール	130
ダブルチェック	126
ダルメート	95
チウラジール	130
チラーヂンS	130
テオドール	130
テグレトール	130
手順書	124
デパス	95
点滴のインシデント	131

転倒・転落インシデント ……………………… 76,93
転倒予防体操 ……………………………………… 82
転倒リスク ………………………………………… 80
当事者要因 ………………………… 64,87,101,115
同情 ………………………………………………… 45
ドラール …………………………………………… 95
トリアゾラム ……………………………………… 95

●な行

なぜなぜ分析 ……………………………………… 57
二次対応 …………………………………………… 24
ニトラゼパム ……………………………………… 95
日本医療機能評価機構 …………………………… 48
ネメタゼパム ……………………………………… 95
ネルボン …………………………………………… 95
ノルバスク ……………………………………… 130
ノルバテックス ………………………………… 130

●は行

ハドル ……………………………………………… 26
ハルシオン ………………………………………… 95
ハロキサゾラム …………………………………… 95
非難しない,恥ずかしがらない,名指ししない ……… 18
ヒヤリ・ハット …………………………………… 12
ヒューマンファクターモデル …………………… 57
ファンガード …………………………………… 130
ファンギゾン …………………………………… 130
フール・プルーフ ………………………………… 81
フェイル・セーフ ………………………………… 81
付箋 ………………………………………………… 60
振り返り ……………………………………… 18,56
振り返りの6ステップ …………………………… 57
振り返りレポート ………………… 56,91,102,116
振り返りワークシート ……………………… 72,138
フルニトラゼパム ………………………………… 95
フルラゼパム ……………………………………… 95
プロスペクト理論 ………………………………… 38
ブロチゾラム ……………………………………… 95
米国医療の質改善研究所 ………………………… 71

ベンザリン ………………………………………… 95
ベンゾジアゼピン系睡眠薬 ……………………… 95
ホウ・レン・ソウ ………………………………… 23
報告・連絡・相談 ………………………………… 23

●ま行

マニュアル ……………………………………… 124
モニター装着 …………………………………… 134

●や行

薬剤に関わるインシデント ……………… 112,118
ユーロジン ………………………………………… 95
指さし呼称 ……………………………………… 129
要因 ………………………………………………… 59
よりよいケアのためにルールを破ろう ………… 71

●ら行

ラクテック ……………………………………… 130
ラクテックD …………………………………… 130
リスミー …………………………………………… 95
リフト …………………………………………… 108
リルマザホン ……………………………………… 95
連関図 ………………………………………… 62,85
レンドルミン ……………………………………… 95
瘻孔 ……………………………………………… 136
ロコトレ …………………………………………… 83
ロコモーショントレーニング …………………… 83
ロヒプノール ……………………………………… 95
ロラメット ………………………………………… 95
ロルメタゼパム …………………………………… 95

●わ

ワークシート ……………………………… 72,138
ワンショット …………………………………… 120

●アルファベット

Breaking the rule for better care ……………… 71
IHI ………………………………………………… 71
KYT ……………………………………………… 19

139

MSコンチン …………………………………… 130

No blame No shame No name ………………………… 18

RCA ……………………………………………… 57

Root Cause Analysis ………………………………… 100

SBAR……………………………………………… 31,77

●数字

6R ………………………………………………… 124

インシデントの振り返りワークシート・1/3

ステップ1

・要因を書き出してみましょう。
（付箋を活用する場合には、ワークシートに張り付けます）

ステップ2

・連関図を書いてみましょう。
・一番上に、最終的に起こった問題（インシデント）を書きましょう。

※コピーしてお使いください。

インシデントの振り返りワークシート・2/3

ステップ3〜5
・インシデント要因と対策、対策の採否をまとめてみましょう

	インシデントの要因	対策の方向性	対策の採否
当事者要因			
環境要因			
患者要因			

※コピーしてお使いください。

インシデントの振り返りワークシート・3/3

ステップ6

・具体的な行動計画を「短期的対策・長期的対策」に分けて考えてみましょう。
・対策をいつ、どのように行うかを書きましょう。
・実施した対策をいつ、どのように評価するかを書きましょう。

a. 短期的対策

b. 長期的対策

c. 評価

※コピーしてお使いください。

【著者紹介】

大坪　陽子（おおつぼ　ようこ）
東京医科大学医療の質・安全管理学分野　助教。2007年広島大学卒業後、病院・クリニックなどで看護師として勤務。2014年東京大学大学院修士課程修了（公衆衛生学修士）。2017年より現職。

荒神　裕之（こうじん　ひろゆき）
総合病院　厚生中央病院　院長補佐（医療安全管理室担当）。2000年琉球大学医学部卒業、2008年早稲田大学大学院法務研究科修了（法務博士（専門職））。医療の質・安全学会代議員、日本医療・病院管理学会評議員、医療メディエーターシニアトレーナー。

雑賀　智也（さいか　ともや）
メディカルライターのためのウェブサイト「メディカルライターズネット」管理人。メディカルライター・薬剤師　2000年大阪薬科大学卒業、2014年東京大学大学院修士課程修了（公衆衛生学修士）。
メディカルライターズネットHP：
http://medicalwriting.wixsite.com/medical-writers-bank

【編集協力】
株式会社エディトリアルハウス

【本文キャラクター】
大羽　りゑ

【本文イラスト】
まえだ　たつひこ

看護の現場ですぐに役立つ
医療安全のキホン

発行日	2018年 4月 1日	第1版第1刷
	2022年 6月 1日	第1版第3刷

著　者　大坪　陽子／荒神　裕之／雑賀　智也

発行者　斉藤　和邦
発行所　株式会社　秀和システム
　　　　〒135-0016
　　　　東京都江東区東陽2-4-2　新宮ビル2F
　　　　Tel 03-6264-3105（販売）Fax 03-6264-3094
印刷所　図書印刷株式会社　　　　　　Printed in Japan
ISBN978-4-7980-5289-2 C3047

定価はカバーに表示してあります。
乱丁本・落丁本はお取りかえいたします。
本書に関するご質問については、ご質問の内容と住所、氏名、電話番号を明記のうえ、当社編集部宛FAXまたは書面にてお送りください。お電話によるご質問は受け付けておりませんのであらかじめご了承ください。